DE L'INFLAMMATION AIGUE

DES GAINES TENDINEUSES

DE LA PAUME DE LA MAIN

PAR

Alfred-Léopold GARNIER,
Docteur en médecine de la Faculté de Paris,
Ancien interne en médecine et en chirurgie des hôpitaux de Paris,
Lauréat de la Faculté de médecine,
Membre correspondant de la Société anatomique,
Ancien aide-major de l'armée auxiliaire de la Loire,
Médailles de bronze (Externat 1871. — Internat 1877), de l'Assistance publique.

PARIS
V. ADRIEN DELAHAYE et Cᵉ LIBRAIRES-EDITEURS
PLACE DE L'ÉCOLE-DE-MÉDECINE.

1878

DE L'INFLAMMATION AIGUE

DES GAINES TENDINEUSES

DE LA PAUME DE LA MAIN

PAR

Alfred-Léopold GARNIER,
Docteur en médecine de la Faculté de Paris,
Ancien interne en médecine et en chirurgie des hôpitaux de Paris,
Lauréat de la Faculté de médecine,
Membre correspondant de la Société anatomique,
Ancien aide-major de l'armée auxiliaire de la Loire,
Médailles de bronze (Externat 1871. — Internat 1877), de l'Assistance publique.

PARIS
V. ADRIEN DELAHAYE et C° LIBRAIRES-EDITEURS
PLACE DE L'ÉCOLE-DE-MÉDECINE.

1878

A MES PARENTS

A MES MAITRES DANS LES HOPITAUX :

M. LE PROFESSEUR RICHET

M. LE PROFESSEUR LÉON LEFORT

M. LE PROFESSEUR BROCA

M. LE DOCTEUR MAURIAC

M. LE DOCTEUR TARNIER

M. LE DOCTEUR LABOULBÈNE

A MES AUTRES MAITRES DANS LES HÔPITAUX

DE L'INFLAMMATION AIGUE

DES

GAINES TENDINEUSES

DE LA PAUME DE LA MAIN

AVANT-PROPOS.

L'influence des synoviales palmaires sur la marche et la formation du pus a été considérablement atténuée pour ne pas dire niée par certains auteurs. Mais l'inflammation n'y présente-t elle pas les mêmes lois, la même importance et la même fréquence que dans les tissus séreux des autres régions, et ne peut-on suivre ici les différentes phases de la phlegmasie primitive, depuis la simple congestion jusqu'à la suppuration intra-synoviale? Assurément si, l'examen des faits le prouve ainsi que leur interprétation.

Nous n'avons point l'intention de faire un exposé plus ou moins théorique de l'histoire des inflammations aiguës des synoviales de la paume de la main, nous ne pensons pas davantage devoir faire un assemblage éclectique de matériaux puisés dans les quelques travaux publiés se rattachant plus ou moins à ce sujet. Notre travail est à la fois plus restreint, plus pratique et plus clinique. Réunir les observations que nous avons pu recueillir sur les inflammations aiguës des synoviales palmaires; étudier les différents caractères qu'elles ont présentés; les comparer aux symptômes que l'on observe généralement dans le cours de ces affections; enfin, déduire de cette étude les conséquences pratiques qui en découlent, voilà le but auquel nous tendons. Nous n'avons pas, comme on le voit, la pensée de traiter dans son ensemble un chapitre de pathologie, ni de résumer les connaissances que l'on possède sur un sujet. L'inflammation des synoviales palmaires a été considérée déjà par différents auteurs, sinon dans son ensemble, du moins dans certaines de ses parties importantes; on ne saurait assurément dire que l'histoire en soit complétement à faire; mais a-t-elle été examinée à tous ses points de vue, traitée à fond, envisagée sous toutes ses faces? Voilà ce que nul ne saurait affirmer. Du reste, un sujet quelque restreint qu'il soit présente toujours de nouveaux points à étudier. Envisagé de loin, il paraît clair dans son ensemble, mais, en y regardant de plus près, on voit le champ de l'étude s'élargir et surgir une foule de nouveaux détails dignes d'attirer l'attention. Il en est ainsi de l'inflammation aiguë des synoviales palmaires. Poser les nombreuses questions qui ont trait à ce chapitre de pathologie ne serait pas les résoudre, aussi bien. nous bornerons-nous à faire remarquer qu'il en est un certain nombre que nous voulons traiter cliniquement. Pour arriver à une étude d'ensemble complète un nombre considérable d'observations serait nécessaire ; mais cet assemblage n'est pas aussi facile à réaliser qu'on pourrait le supposer. Cependant, pourrait-on objecter, les inflammations de la paume de la main sont des plus fréquentes ; à chaque instant on est dans la possibilité d'observer des inflammations des gaînes ; les inflammations des doigts intéressent le plus souvent les gaînes de la paume de la main, soit primitivement, soit consécutivement ; les plaies accidentelles ou produites par les opérations chirurgicales entr'ouvrent parfois ces cavités séreuses. Certes ces faits sont positifs, mais nous ferons observer qu'ils donnent lieu à trois catégories de phénomènes pathologiques bien différentes les unes des autres ; le plus ordinairement l'inflammation se limite, est adhésive en un mot, ce qui équivaut à la négation de tout accident important ou bien elle coexiste avec une phlegmasie des parties environnantes ; enfin, le plus rarement, les synoviales sont atteintes d'inflammation généralisée, aiguë, limitée à leur tissu et dégagée de tout accident de voisinage. Or, tout en désirant envisager dans son ensemble la question des inflammations aiguës des synoviales de la paume de la main, nous ne voulons parler que d'une manière accessoire des synovites sèches, localisées, encore dites plastiques. Nous voulons surtout étudier l'inflammation alors qu'elle est à l'état franchement aigu, c'est-à-dire qu'elle agit d'une manière très-évidente et frappante. Il reste donc à observer les synovites pures et franches qui, nous l'avons dit, sont rares, et les synovites compliquant les phlegmons de la main. Ces dernières sont sans doute plus fréquentes, et peut-être une partie de leur influence dans la pathologie de la paume de la main est-elle attribuée à tort aux phlegmons, mais leur appareil symptomatique est moins clair, moins net, étant plus ou moins masqué par le phlégmon concomitant; nous verrons aussi qu'il n'est généralement pas typique, car ces synovites sont très-souvent partielles ou localisées. Elles ne peuvent donc servir que très-accessoirement à l'étude des symptômes de la marche et du traitement de la synovite en elle-même, pure et dégagée de toute coïncidence ou complication. C'est là une des causes qui limitent le champ de l'observation. Examinons en effet les différentes observations qui ont été publiées sur les inflammations s'étendant sans distinction à tous les tissus de la paume de la main, a-t-on bien cherché dans ces cas à faire dans l'étude de la symptomatologie, de la marche et du traitement, la part qui revient à la synovite et celle qui revient au tissu cellulaire, superficiel ou profond? nous ne le pensons pas; mais alors même que cet effort eût été tenté, on se serait exposé, dans certains cas au moins, à rattacher une importance trop grande au phlegmon du tissu cellulaire et une influence trop accessoire à la phlegmasie des gaînes synoviales.

La clarté ne résulte donc que de l'étude des synovites dégagée de toute inflammation de voisinage, et c'est à l'exposé de ces phlegmasies parfaitement délimitées que nous voulons contribuer.

L'importance des gaînes synoviales de la paume de la main n'est bien établie que depuis un certain nombre d'années, leur disposition anatomique est aujourd'hui complètement connue, leur rôle physiologique parfaitement démontré. Nous insisterons sur l'influence qu'elles exercent dans les phénomènes pathologiques siégeant au niveau de la région qui les contient. Elle est capitale, et elle égale on peut le dire, si même elle ne surpasse, celle qui se rapporte aux lésions qui intéressent les vaisseaux artériels. On conçoit en effet que des troubles pathologiques ayant leur siége dans tout autre tissu de la main puissent disparaître plus tard sans laisser de traces bien évidentes de leur passage, mais il est impossible de supposer cette innocuité pour les lésions qui ont leur siége dans les synoviales tendineuses. A l'état normal, c'est à ces surfaces polies et glissantes qu'est due la facilité, la souplesse dans les mouvements des doigts. Que ces surfaces se troublent, se dépolissent, deviennent rugueuses et immédiatement la main se trouve plus ou moins sérieusement gênée dans l'exécution des nombreuses fonctions qui lui sont dévolues. Dans les synovites aiguës les conséquences de la gêne ou de la disparition plus ou moins complète de ces fonctions apparaissent dans toute leur évidence. L'importance de ces inflammations prime en effet tellement toutes les autres que l'on peut dire sans exagération que la gravité des plaies de la main et surtout celle des inflammations dépend de la participation ou de l'intégrité de l'appareil synovial.

C'est ainsi que les inflammations de la main, au fur et à mesure qu'elles occupent un siége plus profond, présentent des accidents plus graves et peuvent laisser des traces plus durables; le phlegmon des parties superficielles ne présente pas la gravité du phlegmon des gaînes, qui, lui-même, laisse plus de ressources à la guérison que les inflammations s'étendant aux articulations et aux os. Les synovites tiennent le milieu entre ces deux degrés extrêmes de gravité; leur gravité surpasse celle des lésions des autres parties molles, elle vient après celle des lésions qui s'attaquent au squelette. On pourrait démontrer qu'il en est de même pour la face dorsale de la main et dans les autres régions qui contiennent des gaînes synoviales. Nous ne nous occupons ici que de l'appareil synovial de la paume de la main.

Est-il indemne, les phénomènes inflammatoires seront moins violents, arriveront à une terminaison plus rapide, se feront jour plus facilement; enfin, chose importante, pourront se terminer par une guérison plus complète et plus définitive.

Tout autre est le résultat lorsqu'il faut compter avec l'inflammation des gaînes tendineuses. Il importe donc de bien distinguer les cas dans lesquels les synoviales sont atteintes et pour cela il faut bien savoir différencier les accidents qu'elles causent de ceux qui siégent dans les tissus environnants. Le diagnostic ainsi bien établi, on pourra porter un pronostic certain et qui aura une grande importance au point de vue des résultats consécutifs.

Pour connaître parfaitement l'étiologie, les symptômes, la marche et le traitement de la synovite, il faut choisir pour sujet d'étude les cas où les synoviales seules sont malades, cas plus rares, et qui permettent d'étudier la question dans toute son étendue, sans s'en écarter et de procéder ainsi du simple au composé.

Nous sommes ainsi amenés à laisser de côté tous les cas douteux et compliqués de lésions étrangères à la synoviale, tels que phlegmon, érysipèle, lymphangite, engorgements ganglionnaires, etc. Nos exemples pour être plus rares seront bien plus concluants, mais seulement au début des accidents, car plus tard les tissus voisins, ainsi que nous le verrons, sont rapidement envahis.

Par suite de ce procédé d'étude, les différents points du diagnostic différentiel seront d'abord complètement éclairés, puis plusieurs autres questions offrant une certaine importance se trouveront résolues. On étudiera avec fruit à quelles variétés d'accidents inflammatoires donnent lieu les plaies de la main intéressant les synoviales; quelle est la fréquence de ces accidents inflammatoires dans les plaies de la main ou des doigts, quel est le mécanisme par suite duquel une plaie de la synoviale donne lieu à des accidents plus ou moins grands, tandis qu'une autre restera inoffensive; pourquoi tel panaris voisin d'une glande synoviale ou pénétrant dans son intérieur reste limité au dehors de la synoviale ou l'envahit plus ou moins complètement. On saura enfin quelles relations existent entre les phénomènes pathologiques et les dispositions anatomiques, et jusqu'à quel point la théorie des synovites dans les inflammations de la main et de l'avant-bras peut être conciliée avec celle des angioleucites ; si une théorie doit être exclusivement préférée à l'autre, et à supposer qu'elles soient admissibles toutes les deux, quelles sont les proportions comparatives suivant lesquelles elles se présentent.

DIVISION DU SUJET.

Nous commencerons par nous arrêter à l'historique, qui comprend : 1° Les notions anatomiques, qui se sont complétées de plus en plus et progressivement jusqu'à l'époque actuelle; 2° les travaux pathologiques qui ont avec elles une étroite relation, et sont interprétées de différentes manières par divers auteurs. Nous rappellerons en deux mots la structure des membranes séreuses tendineuses, en général, et celles de la paume de la main en particulier. Nous établirons ensuite un parallèle entre les séreuses tendineuses palmaires et celles des autres régions, tant au point de vue anatomique et physiologique qu'au point de vue de la symptomatologie et du traitement des synovites ; nous chercherons les différents processus suivant lesquels l'inflammation peut s'établir dans ces tissus ; puis, quand nous aurons dit que ces tissus sont éminemment inflammables, et particulièrement les synoviales de la paume de la main, nous passerons à l'étude clinique que nous développerons comme nous l'avons comprise, en retraçant scrupuleusement la marche des faits que nous avons vu se dérouler au lit du malade.

Encore un mot.

Dans l'étude des synovites palmaires, nous comprendrons toutes les variétés de synovites qui peuvent intéresser la paume de la main; mais nous ne parlerons que d'une manière accessoire des synovites crépitantes, des synovites avec épanchement de sérosité, des synovites plastiques localisées. Notre étude porte surtout sur les observations qui terminent, et elles se composent spécialement de synovites étendues, le plus ordinairement accompagnées de la formation de pus. Ces synovites sont primitives, traumatiques le plus ordinairement et sans complications ; elles envahissent sans doute rapidement le tissu cellulaire puis la peau, mais ce sont là des phénomènes inévitables et faisant partie intégrante des synovites.

En résumé, nous développerons surtout les synovites aiguës et suraiguës, accompagnées ou non de la formation de pus, à suppuration le plus ordinairement généralisée, s'accompagnant le plus souvent de signes généraux. Nous n'insisterons pas sur les synovites localisées, ni sur le mécanisme suivant lequel l'inflammation se localise dans une gaîne ou dans une portion de gaîne, ou, au contraire, se propage d'une gaîne à l'autre ; ce sont là des fait connus et sur lesquels nous n'avons pas à nous appesantir.

HISTORIQUE.

La question pathologique se trouvant intimement liée à la question des connaissances anatomiques des gaînes synoviales palmaires, nous citerons les travaux qui ont marqué les principales étapes dans l'étude des inflammations des gaînes palmaires et de leurs dispositions anatomiques normales ou accidentelles.

Avant de passer à l'énumératien plus ou moins complète des principaux auteurs envisageant l'histoire des synovites dans leur ensemble, nous voyons que dans une première période, qui se prolonge jusqu'aux travaux de Michon et Gosselin, les notions anatomiques étant incomplètes, les phénomènes pathologiques ne pouvaient être rapportés à leur véritable cause et leur développement était insuffisamment expliqué. Dans une seconde période, qui fait suite à la première, les faits pathologiques sont intimement reliés aux dispositions anatomiques ; la première période était basée sur des notions empiriques ; la seconde qui se prolonge jusqu'à nous se base sur des notions rationnelles.

Cette division ne peut être prise au pied de la lettre. Dans la première période, des travaux importants ont été faits au point de vue anatomique, et aujourd'hui encore les connaissances anatomiques continuent à se compléter. On ne saurait nier cependant que la question ait fait le pas le plus important au moment de la publication des travaux de M. Gosselin et de la thèse de Michon, par le progrès des descriptions anatomiques autant que par l'attention attirée sur les synoviales palmaires.

Première période. Avant la thèse de Michon et les travaux de M. Gosselin, des travaux importants ont déjà été produits sur l'anatomie des gaînes tendineuses de la paume de la main. En 1775, l'état de la science sur ce point était peu avancé. Fourcroy (Mémoires de l'Académie royale) admettait une capsule générale antérieure ou carpienne renfermant cinq gaînes, une pour le long fléchisseur du pouce ou gaîne la plus externe, une deuxième réunissant les tendons fléchisseur sublime et profond de l'index ; puis une semblable pour le médius, une pour l'annulaire et enfin une pour le petit doigt.

Bichat (Traité d'anatomie générale 1801), parlant des synoviales tendineuses les compare aux synoviales articulaires ; mais il n'étudie pas spécialement les synoviales tendineuses de la paume de la main, il se borne à citer sur ce sujet les travaux de Sœmmering et de Fourcroy ; en somme Bichat admettait aussi à la paume de la main une seule synoviale tapissant les tendons fléchisseurs superficiels et profonds et s'étendant indistinctement sur les tendons palmaires des cinq doigts.

Malhieurat-Lagemard décrivit aussi une seule synoviale (*Gazette médicale*, 1839, p. 276) tapissant tous les tendons palmaires, en ajoutant cependant que cette synoviale envoyait des prolongements sur le pouce et le petit doigt.

Marchal, de Calvi (Th. d'agrégation, 1838), adopte complètement l'opinion de Fourcroy, et le travail de Velpeau (Recherches sur les cavités closes naturelles et accidentelles, Paris 1843) ne modifia pas beaucoup les données anatomiques sur la question.

Deuxième période. En 1850, à propos des recherches sur les kystes synoviaux de la main et du poignet (*Bulletins de l'Académie de Médecine*, 1850), M. Gosselin fait une découverte importante sur la disposition normale des synoviales de la paume de la main. A l'état normal, suivant l'auteur ; il existe deux gaînes tendineuses dans la paume de la main, l'une externe qui enveloppe le tendon fléchisseur du pouce dans toute sa longueur, l'autre interne destinée aux tendons fléchisseurs des quatrième et cinquième doigts et se prolongeant jusqu'à l'extrémité de ce dernier; les tendons de l'index et du médius sont entourés seulement de tissu cellulaire lâche et n'ont pas de gaînes synoviales. Quelques variétés peuvent exister ; les deux synoviales peuvent communiquer entre elles ; il peut exister entre elles une troisième synoviale accessoire appartenant au médius ; enfin la synoviale interne n'atteint pas toujours l'extrémité du petit doigt. En somme, avant la thèse de Michon, l'existence de deux synoviales, qui avait déjà été admise par Monro, Bourgery, Koek, Winslow, Meckel Cruveilher, Leguey (thèse de 1835), est prouvée par les recherches de M. Gosselin. Les procédés employés par lui furent les injections, l'insufflation et la dissection. La disposition signalée par Malheurat-Lagemard fut considérée comme exceptionnelle ainsi que les synoviales signalées entre les tendons et les os du métacarpe.

La thèse de Michon confirma les mêmes découvertes par les mêmes procédés, mais la description qu'il donna fut si détaillée et si complète que c'est à partir de ce moment que la description nouvelle s'imposa et devint tout à fait classique.

On admet donc à partir de cette époque que les tendons fléchisseurs glissent dans la paume de la main à l'aide de deux synoviales distinctes ; il en existe une séparée pour le pouce et une autre plus grande commune aux quatre derniers doigts. Voilà la disposition habituelle et la plus normale. Michon admet que la disposition signalée par Malhieurat-Lagemard est quelquefois vraie.

Cette opinion adoptée de Michon a été jusqu'ici partagée par les auteurs classiques.

Tout dernièrement mon collègue et ami Schwartz, dans sa thèse inaugurale : *Recherches anatomiques et cliniques sur les gaînes synoviales de la face palmaire de la main*, a posé de nouvelles conclusions :

1° Il y a à la face palmaire de la main deux synoviales qui normalement se prolongent dans les doigts extrêmes correspondants ;

2° Le prolongement de la synoviale carpo-phalangienne externe est constant quand la synoviale est saine ;

3° Le prolongement de la synoviale carpo-phalangienne interne est très-fréquent.

4° La communication entre les deux portions digitale et palmaire est établie par un trajet très-étroit péri et intertendineux ;

5° La grande synoviale interne n'est annexée qu'aux tendons du petit doigt et de l'annulaire en partie ; ceux du médius et de l'index n'ont avec elle que des rapports médiats ;

6° Les variétés de disposition des gaînes de la face palmaires sont divisées en congénitales et acquises ; seule la variété rare de la synoviale interne ne se prolongeant pas dans le petit doigt est congénitale ; toutes les autres variétés, communication des deux gaînes interne et externe, gaînes accessoires des tendons de l'indicateur, bourses séreuses précarpiennes sont des dispositions acquises ;

7° La variété congénitale est en même temps symétrique ;

8° La main droite est beaucoup plus souvent que la gauche le siége des variétés acquises.

Les différentes variétés décrites se rencontrent beaucoup plus fréquemment chez les adultes hommes que chez les femmes et les enfants.

Jusqu'ici nous avons rappelé les différentes dispositions anatomiques normales, car nous pensons qu'elles ont une relation importante avec les fait cliniques et une influence considérable sur la marche des inflammations. Passant maintenant à l'étude des auteurs qui se sont occupés de la question clinique des synoviales palmaires, nous trouvons qu'ils sont nombreux, mais leurs recherches ont porté plutôt sur d'autres affections que sur les synovites ; le nombre de ceux qui ont étudié ces dernières maladies est assez restreint, encore ne se sont-ils guère occupés que d'un point à la vérité très-important, à savoir les rapports qui existent entre la disposition anatomique des synoviales et la marche de la suppuration.

En 1859, Chassaignac (*Traité du drainage et de la suppuration*) insiste sur l'influence des synoviales dans la marche de la suppuration : « Les phlegmons profonds de la paume de la main s'étendent bien plus vite à l'avant-bras s'ils siégent dans les gaînes synoviales. » Bauchet (*Du panaris et du phlegmon de la main*, 2ᵉ édition, Paris 1859), la même année, signale les mêmes faits ; il étudie de plus les propagations inflammatoires se faisant à la synoviale dans les cas de panaris ou de blessures des doigts. Dans l'ensemble de ses observations, on voit bien des propagations se faire par le petit doigt et le pouce, mais il est remarquable que les inflammations des doigts du milieu, bien que se propageant parfois à la paume de la main, n'atteignent jamais les synoviales de cette région.

L'influence des synoviales sur la marche du pus, et la propagation inflammatoire des doigts à la paume de la main et de la paume de la main à l'avant-bras, a été comprise de toute autre manière dans ces dernières années. Par un article publié en 1872 dans le *Bulletin thérapeutique* du 29 février, puis dans des leçons orales développées et insérées dans un autre journal, Dolbeau émit une nouvelle théorie. Ce n'est pas par le tissu propre de la synoviale, mais bien plutôt par les vaisseaux lymphatiques et par le tissu cellulaire qui environne les synoviales que l'on voit se propager les inflammations.

« Je crois avoir mieux compris les phénomènes pathogéniques, mais quelle que soit la valeur de l'interprétation que je propose, je dois prévenir qu'elle est en désaccòrd complet avec ce que disent la plupart des auteurs classiques. » (Notes sur la pathogénie et la thérapeutique chirurgicale des abcès profonds de l'avant-bras, *Bulletin de thérapeutique*, 1872, 29 février). Et plus loin : « Les considérations qui précèdent auront-elles le privilége de captiver l'attention? Je désire cependant montrer que de l'interprétation par moi proposée découlent toutes les indications thérapeutiques des abcès profonds de l'avant-bras. Depuis l'émission de cette théorie, et le mémoire de Chevalet (Th. de Paris, 1857), elle s'impose dans une certaine mesure : « C'est ce tissu conjonctif qui environne les gaînes de beaucoup de tendons et c'est peut-être lui ou ses nombreux lymphatiques que suit le pus dans les prétendues suppurations intra-synoviales. » (Farabeuf, *Thèse d'agrégation*, 1876, p. 37.)

Quelle importance faut-il attribuer à cette nouvelle théorie? Une longue expérience et une série nombreuse de faits observés pourra, plus tard, permettre de formuler une opinion plus ou moins exclusive. Ce que l'on peut seulement constater aujourd'hui, c'est que la théorie nouvelle n'a pas détruit ni même ébranlé l'ancienne appuyée sur les observations de Bauchet, Chassaignac et celles de M. le professeur Richet. (*Leçons professées à l'hôpital des Cliniques en* 1870.) Dans les cliniques de M. le professeur Gosselin (Clinique chirurgicale de la Charité, Paris, 1876), des faits conclants sont produits en faveur de la propagation inflammatoire de la main à l'avant-bras par le tissu propre des gaînes tendineuses. Quelques observations, concluant dans le même sens, ont encore été publiées depuis (Schwartz), et c'est à ce faisceau de preuves, de plus en plus volumineux, que viennent s'ajouter en partie, c'est-à-dire quant à ce qui concerne la marche du pus, les matériaux que nous avons pu recueillir pour servir à l'histoire de la synovite aiguë palmaire considérée dans son ensemble et surtout dans ses détails.

ANATOMIE.

Ayant rappelé, dans l'historique, la conformation extérieure, la disposition et les rapports des synoviales de la paume de la main, nous nous arrêterons ici aux considérations de conformation intérieure de structure et sur la nature des synoviales tendineuses.

Bichat considérait les membranes séreuses comme des sacs formés d'une membrane sans ouverture. Velpeau considère le système séreux comme composé de surfaces formant des cavités closes. Cette définition qui répond mieux à la réalité est généralement adoptée aujourd'hui. Et selon le degré plus ou moins complet de leur développement, on distingue dans les cavités séreuses : 1° les bourses muqueuses ; 2° les bourses tendineuses ; 3° les synoviales articulaires ; 4° les séreuses splanchniques. Les séreuses des tendons sont plus régulières que les bourses muqueuses ; cependant, elles présentent encore quelques brides dans leur cavité. Ces membranes sont transparentes, minces, résistantes ; elles présentent trois portions distinctes : une externe, qui tapisse la cavité formée par les os, le périoste ou par le tissu fibreux qui forme la gaîne fibreuse tendineuse ; une moyenne, qui se réfléchit pour se porter sur le tendon ; une interne, qui tapisse le tendon lui-même. Ces trois portions n'ont pas la même épaisseur. Tandis que la première et la deuxième sont réduites à peu près uniquement au feuillet épithélial, la moyenne est plus épaisse ; elle est distincte en tant que membrane, contrairement aux deux autres portions ; enfin, outre le feuillet épithélial, elle contient un autre feuillet externe.

Comme structure, ces membranes sont composées de tissu conjonctif formant une trame aréolaire, de cellules élastiques, de fibres multipliées surtout au niveau de la portion moyenne et aux deux extrémités de la portion pariétale.

Les vaisseaux et les nerfs existent dans les synoviales tendineuses. Celles de la paume de la main, en particulier, présentent une richesse toute particulière en vaisseaux sanguins et en nerfs. Mais les vaisseaux lymphatiques, bien qu'on leur ait attribué un rôle considérable dans les suppurations palmaires, sont encore à démontrer, en tant que faisant partie du tissu même de la membrane synoviale.

Deux mots sur le développement et les conséquences pratiques qui s'ensuivent. Au point de vue du développement les bourses tendineuses occupent la deuxième place. Or plus les séreuses sont développées, plus elles sont isolées à l'état sain du tissu cellulaire voisin. En est-il de même à l'état pathologique? il est permis de l'affirmer; et si l'inflammation et le pus se cantonnent, s'enkystent facilement dans les séreuses articulaires ou splanchniques, nous verrons qu'il est loin d'en être de même pour les synoviales tendineuses.

GÉNÉRALITÉS SUR LES INFLAMMATIONS DES GAÎNES TENDINEUSES.

Avant d'étudier à part les synovites palmaires nous jetterons un coup d'œil sur les synovites tendineuses en général, pour faire une étude comparative. Nous verrons ainsi par quel côté se rapprochent ou en quoi diffèrent les synovites en général et les synovites palmaires en particulier.

Les points de contact entre les inflammations des synoviales en général et celles des synoviales palmaires sont évidemment nombreux. Toutes les synoviales tendineuses sont des membranes séreuses qui présentent au fond la même structure: la seule différence qui se fait remarquer à la paume de la main, c'est l'abondance toute particulière en vaisseaux et en nerfs. Les vaisseaux et les nerfs étant des éléments importants dans les phénomènes de congestion on conçoit que la fréquence des inflammations soit plus considérable à la paume de la main que partout ailleurs ; ajoutons que l'étendue des séreuses palmaires, et surtout celle de la grande séreuse, est incomparablement plus considérable que partout ailleurs excepté au pied ; il y a donc encore là un élément de plus en faveur des prédispositions inflammatoires.

En général le fait principal qui explique la présence des phénomènes inflammatoires dans les séreuses tendineuses est la présence de filets vasculaires et de filets nerveux dans leurs parois. C'est, d'une manière générale, la cause principale de la fréquence et de l'intensité des phlegmasies. Mais cette structure vasculaire et nerveuse n'est cependant pas absolument indispensable à tout élément inflammatoire. Nous ne sommes plus à l'époque où l'inflammation était placée uniquement sous la dépendance de la circulation. Voyant que l'inflammation s'accompagne de gonflement, de rougeur, de congestion et de vascularisation, on avait supposé qu'il devait toujours en être ainsi. Mais on a ensuite appris à connaître le rôle rempli par les élément cellulaires qui présentent une vitalité et une nutrition jusqu'à un certain point indépendantes des capillaires. Ces éléments peuvent se transformer, se diviser, se multiplier, s'altérer, en un mot présenter des phénomènes d'irritation bien comparables à ce que l'on voit survenir dans l'inflammation, et tout cela sans qu'il y ait apparence de modification primitive dans les éléments circulatoires ou nerveux. On a donc admis que ces modifications extra vasculaires étaient ou pouvaient être de nature inflammatoire, aussi la plupart des tissus dépourvus de vaisseaux, et qui autrefois étaient considérés comme non inflammables, ont-ils été bientôt classés comme pouvant être le siége de l'inflammation. C'est ainsi que la cornée, l'épithélium des tubes urinifères, les cartillages diarthrodaux même, sont aujourd'hui rangés parmi les tissus pouvant être atteints par l'inflammation.

Les kératites, les néphrites catarrhales se passent à leur début de tout phénomène de vascularisation ; il en est de même des séreuses, et parmi ces dernières nous pouvons citer celles qui nous occupent, les séreuses des tendons. On peut y observer l'inflammation avec des phénomènes de congestion, et l'inflammation bornée à des troubles dans les éléments épithéliaux de la synoviale. Nous verrons plus loin en effet que les leucocytes peuvent se former sur le feuillet tendineux de la synoviale. (Cornil et Ranvier.)

Si la phlegmasie est intense ou présente une certaine durée la synoviale est malade dans toute son épaisseur et est le siége de congestion et de vascularisation bien évidentes. Mais dans les cas où la phlegmasie est peu accentuée ou dans le début des phlegmasies plus aiguës l'élément épithélial est quelquefois seul atteint, il n'y a pas de vascularisation alors même que parfois on peut voir quelque exsudat plus ou moins séreux ou plastique accompagner la desquamation épithéliale.

C'est sans doute à cette dernière variété de lésion que se rattachent certaines formes de synovites tendineuses, les synovites crépitantes par exemple dont l'anatomie pathologique est encore incomplétement connue. Sans doute dans la plupart des inflammations se révélant uniquement par des modifications dans l'épithélium les vaisseaux agissent à distance et la circulation influe sur les cellules, mais le fait n'est que médiat, et la lésion n'en suit pas moins ses progrès du moins au début, sans congestion ni vascularisation périphérique ou contiguë. Nous concluons donc que les inflammations tendineuses sont généralement soumises à l'influence évidente du système vasculaire, mais qu'elles en sont ou tout au moins en paraissent parfois indépendantes.

Cette diversion sur les phénomènes histologiques de l'inflammation des synoviales palmaires pourrait paraître n'avoir qu'une importance théorique; elle est cependant essentiellement pratique. Admettons en effet que l'inflammation ne siége que dans le tissu vasculaire, la cavité séreuse n'aura plus qu'une importance secondaire dans le début de l'inflammation, dans la marche et la formation du pus; accordons au contraire à la cavité séreuse une certaine initiative, pour ainsi dire, dans la formation et la marche de l'inflammation et du pus, nous arrivons alors aux conclusions contraires. Les synoviales palmaires ne diffèrent plus alors des autres séreuses dont la cavité est si sensible aux corps irritants et au simple contact de l'air. Il est inutile d'insister sur les conséquences pratiques qui découlent de ces faits.

En résumé les synoviales tendineuses de la main ainsi que celles des autres régions présentent une partie vasculaire et une partie dépourvue de vaisseaux; l'une et l'autre peuvent être atteintes soit séparément soit simultanément par l'inflammation. Si la phlegmasie est limitée à la partie vasculaire on voit se développer les phénomènes de congestion ; si la partie non vasculaire est frappée, la congestion fait défaut tout d'abord, et ce n'est que plus tard que l'on peut la voir se développer à distance à la périphérie de la synoviale. En somme l'inflammation présente sinon la même fréquence et la même intensité, du moins la même nature et les mêmes caractères histologiques, soit à la paume de la main, soit au niveau des autres séreuses tendineuses.

Les phénomènes cliniques présentent aussi de grandes analogies, mais ils diffèrent cependant sous plusieurs rapports. Les dispositions anatomiques locales, les rapports différents, les variétés de structure, les prolongements et les cloisonnements plus ou moins développés naturellement ou accidentellement impriment à la marche, à l'étendue, à la durée, des accidents de caractères variés sur lesquels il est impossible d'insister. Les usages remplis par les synoviales dans les différents segments ont aussi beaucoup d'influence. A la plante du pied la synovite entrave uniquement la marche. Ailleurs elle s'oppose à des mouvements beaucoup moins importants. A la paume de la main, les troubles dans les usages du membre sont plus marqués que partout ailleurs, en raison précisément de l'importance et de la multiplicité de ces usages. De plus, la structure spéciale de la synoviale jointe à son étendue considérable imprime à l'inflammation un cachet de gravité toute particulière. On peut y observer des cloisonnements que limitent les lésions, mais trop souvent ces barrières n'existent pas, et de plus il peut s'établir des communications anormales entre deux ou plusieurs synoviales, ce qui concourt encore à augmenter les chances de gravité.

La pathogénie et l'étiologie de l'inflammation présente certaines différences suivant les régions : à la plante des pieds, par exemple, la pression du corps peut jouer un grand rôle dans le cours de la marche. Ailleurs ce seront des causes tout à fait accidentelles et nullement en rapport avec l'exécution d'une fonction normale; ailleurs encore les causes internes auront une influence prédominante. A la paume de la main ce que l'on remarque c'est l'influence de toutes les causes variées, séparément ou simultanément. L'inflammation peut se déclarer par l'accomplissement exagéré des fonctions normales de la main, elle peut être due à un coup, une blessure, ou bien aux causes internes.

Le pronostic est ici particulièrement grave; une des conséquences les plus immédiates des différentes synovites tendineuses est l'adhérence des tendons à la gaîne, et, par suite, une diminution plus ou moins complète, parfois une abolition totale du mouvement. Or les mouvements ont besoin d'être conservés dans toute leur intégrité à la paume de la main. La main doit se porter de tous côtés et se plier en tous sens pour les phénomènes de la préhension et du toucher, elle est aussi un organe de protection. La moindre atteinte portée à la finesse et à la délicatesse du mouvement des mains aura donc les conséquences les plus importantes, car à la difformité qui existera ici, autant et plus que partout ailleurs, viendra s'adjoindre une diminution ou une suppression plus ou moins complète de fonctions toutes spéciales qui jouent un rôle des plus influents dans les phénomènes de la vie de relation.

L'importance d'un traitement bien dirigé pour obtenir la guérison et obvier à tous les inconvénients que nous avons signalés, s'impose d'elle-même surtout à la paume de la main. Mais si un traitement méthodique a surtout ici une grande importance, nulle part il n'est plus difficile d'exécuter les différentes indications du traitement. Arrêter les inflammations par des antiphlogistiques et des topiques bien appropriés, ouvrir une issue aux collections purulentes, détruire les adhérences qui sont en voie de formation, prévenir celles qui menacent de se former, ce sont là des indications qui se présentent toujours dans les synovites. Mais ces différents temps du traitement sont particulièrement difficiles à exécuter à la paume des mains. On ne trouve point l'autre région, si ce n'est la plante du pied, qui présente une structure aussi compliquée et qui renferme des organes aussi importants, aussi sensibles et aussi délicats. Aussi l'intervention chirurgicale active ne sera justifiée que si elle a lieu très-méthodiquement et lorsqu'une indication très-sérieuse se présente. A la période de début, le traitement a son importance, mais c'est surtout à la période moyenne et terminale de la maladie que l'attention mérite d'être attirée. Nous reviendrons du reste sur ces détails en parlant du traitement.

ÉTIOLOGIE ET PATHOGÉNIE.

Les causes pouvant déterminer la synovite palmaire sont nombreuses. Les unes sont spontanées, les autres traumatiques.

Les causes spontanées offrent surtout de l'intérêt dans certains synovites que nous appellerons subaiguës; ces causes internes sont généralement sous l'influence d'une diathèse telle que le rhumatisme, la syphilis, bien que les épanchements dus aux accidents secondaires de la syphilis se voient plutôt dans les autres synoviales qu'à la paume de la main. La blennorrhagie a son influence marquée à la paume de la main, des faits sont relatés par M. Fournier. La fréquence de cette étiologie n'occupe pas ici la première place, mais le fait existe.

Il n'en est pas de même de certaines autres influences banales relatées par les auteurs au sujet des synoviales tendineuses en général. Telle est l'influence attribuée aux troubles menstruels, au scorbut, à l'intoxication phosphorique, mercurielle, etc., aux métastases. L'influence de la pyohémie existe sans doute ici comme dans les synoviales en général, mais elle n'est pas signalée d'une manière particulière.

L'influence des causes externes est bien plutôt le fait de ces affections. Toutefois, les violences qui n'altèrent pas les tissus dans leur continuité, telles que les contusions, les mouvements exagérés, etc., et qui peuvent produire ailleurs les ténosites crépitantes, les synovites séreuses, les ténosites congestives, c'est-à-dire le simple dépoli des surfaces synoviales, ne paraissent pas exercer leur part d'influence bien marquée dans la région qui nous occupe. Aussi ne les admettons-nous guère que par analogie ainsi que les variétés de ténosites qu'elles déterminent. Ces variétés de ténosites sont ici au moins exceptionnelles en tant qu'affections distinctes, et elles ne sont généralement qu'un degré très-fugace d'une altération inflammatoire plus aiguë et plus élevée.

Mais alors ce n'est pas à des contusions ni aux mouvements exagérés qu'elles sont dues, mais bien plutôt à des plaies. Les plaies sont de nature variable et elles peuvent se produire par instruments piquants, contondants, tranchants; elles peuvent avoir lieu par arrachement ou par écrasement. La nature en elle-même des instruments qui peuvent blesser est infinie, la main étant exposée à tous les contacts et à toutes les violences, aussi voit-on les objets les plus bizarres et les plus imprévus venir s'implanter dans les doigts avec ou sans perforation des synoviales. Certains instruments procèdent en piquant et déchirant tout à la fois ; leur forme complexe est même, on peut le dire, la plus fréquente. Ces diverses blessures n'ont pas toutes les mêmes chances de provoquer l'explosion des accidents inflammatoires. Au point de vue de la forme des instruments, les piquants sont les plus bénins, cela va sans dire ; les instruments qui contusionnent, qui déchirent, occupent le sommet de l'échelle pour la gravité. Les observations des auteurs relatent également que les plaies par écrasement ne présentent aucune garantie d'immunité contre l'inflammation, et cela se conçoit ; l'inflammation plastique n'est pas de règle dans les écrasements, il en est de même ici spécialement alors qu'on voit la cavité synoviale rester béante au fond d'une plaie plus ou moins irrégulière et anfractueuse.

Par contre, les cas d'arrachement du pouce ne sont pas rares, et indépendamment de celui que nous avons pu suivre comme interne nous en avons vu plusieurs exemples en dehors des hôpitaux. Je ne sache pas que l'on ait signalé les accidents consécutifs en pareille circonstance, et cela pas plus au point de vue du phlegmon des gaînes qu'au point de vue des hémorrhagies.

A côté de l'influence des plaies en elles-mêmes se place celle des corps étrangers. Nul doute que les corps étrangers exercent une influence capitale sur le résultat des plaies. Une irritation incessante sur une membrane sensible qui contient des vaisseaux et des nerfs, comme nous l'avons vu, en proportion plus considérable qu'ailleurs dans des tissus analogues, doit avoir un certain poids dans les résultats ultérieurs. Cette influence n'est pas douteuse, bien qu'elle soit souvent latente par suite du peu de volume du corps étranger introduit dans la plaie. De là le précepte qui s'impose de bien laver les plaies qui intéressent la synoviale, de là aussi le précepte de bien s'attacher aux soins primitifs de la plaie, soit en ce qui concerne la propreté, soit en ce qui concerne les différents topiques que l'on peut appliquer. La nature des corps étrangers n'est pas indifférente ; nous avons déjà parlé de leur forme, de leur volume, nous insistons ici sur leur structure et leur composition ; nul doute que certains corps étrangers malpropres ou en voie de putréfaction et de décomposition, etc., n'agissent énergiquement sur le résultat final ; ceci nous mène à citer les plaies avec introduction de virus, par exemple les piqûres anatomiques, les plaies avec introduction de pus, etc.

Les plaies peuvent être non-seulement accidentelles mais faites aussi dans un but chirurgical.

Nous ne parlons pas seulement des opérations sanglantes pratiquées sur les mains, mais bien aussi de certaines opérations méthodiques et plus bénignes qui se font dans un but curatif, par exemple les injections pratiquées dans un kyste synovial, les ponctions des kystes, les cautérisations ignipunctuées pratiquées sur certaines synovites chroniques, etc.

Comme dernières causes signalons les inflammations qui se propagent à la synoviale, les irruptions de pus dans les gaînes, causes bien connues de tous les chirurgiens. Leur mécanisme ne l'est pas moins. Ainsi que celui des synovites produites par les plaies de la main et des doigts il est en relation étroite avec les dispositions anatomiques normales. Nous rappelons que ces propagations ont leur point de départ dans les suppurations des deux premières phalanges du petit doigt et la première phalange du pouce pour les doigts, et presque tous les points de la paume de la main pour la région palmaire proprement dite. Les inflammations qui siègent dans les trois doigts du milieu, voire même les inflammations tendineuses ou profondes, se portent bien vers la paume de la main, mais n'ont aucune tendance à se porter vers la grande synoviale.

Les plaies pourront intéresser la synoviale dans les points que nous venons d'indiquer pour les doigts. A la paume de la main elles ne pénétreront aussi la synoviale et auront une place marquée dans l'étiologie des synovites que si elles sont situées approximativement dans l'intervalle des deux éminences thénar et hypothénar entre les axes prolongés des deux doigts extrêmes, le pouce étant en abduction d'une part et de l'autre au-dessus du pli palmaire moyen. Au poignet elles entreront en ligne de compte si elles ne s'élèvent pas à plus de 4 ou 5 centimètres au-dessus du ligament annulaire.

Bon nombre de causes signalées ne produisent pas, heureusement, d'accidents; à côté du danger est placé en effet le moyen de protection ; sans parler des cloisonnements naturels ou accidentels qui existent dans la synoviale, on sait qu'il se forme souvent des adhérences plus ou moins étendues par suite de l'inflammation plastique ; cette inflammation salutaire est fréquente et elle est surtout favorisée par les soins primitifs, comme nous le savons, et aussi par l'abri du contact de l'air.

En résumé deux grandes causes donnent naissance aux synovites palmaires : 1° les plaies ; 2° les inflammations qui se propagent. Les trois doigts du milieu n'ont pas leur place marquée dans cette étiologie ; celle de la paume de la main, du poignet et surtout des doigts extrêmes est considérable.

Inflammation de voisinage ou plaie ; dans les deux cas, la marche ultérieure est sous la dépendance de la présence ou de l'absence d'adhérences accidentelles.

L'action des corps étrangers, des objets malpropres, des corps contondants, les négligences du malade, l'absence de soins primitifs, le contact de l'air impriment une direction funeste à la plaie de la main.

Les plaies nettes, régulières, bien soignées sont favorables à la guérison.

Le malade ou le médecin n'ont généralement aucune influence sur les synovites dues à une propagation inflammatoire ; mais les trois doigts du milieu restent ordinairement en dehors de ce mode étiologique.

ANATOMIE PATHOLOGIQUE.

L'autopsie de sujets morts dans les premières périodes de la synovite palmaire est rare ; les documents fournis par l'étude des autres synoviales tendineuses ne sont guère plus instructifs, mais par l'étude des phénomènes qui se passent dans les grandes séreuses splanchniques, et par les expériences qui ont été faites sur les animaux dans le but d'observer à leur début les lésions des tumeurs blanches et des arthrites aiguës, on sait par comparaison ce qui se passe dans la paume de la main.

Par analogie on peut diviser les lésions en cinq périodes :

Première période ou période congestive. — On trouve la même modification que dans le premier degré de l'inflammation des grandes séreuses, PLÈVRE, péritoine, etc. Follin dit en parlant du premier degré de la synovite aiguë : « A coup sûr la séreuse se dessèche et se couvre d'une sécrétion plastique demi-concrète. »

Au point de vue histologique Cornil et Ranvier, dans leurs expériences, ont constaté que dans les synoviales articulaires des animaux il y a exsudation fibrineuse et prolifération des cellules endothéliales. M. Richet dans les expériences qu'il a faites pour l'étude des lésions primitives dans les tumeurs blanches a constaté que les synoviales articulaires des animaux s'injectent, se vascularisent, les capillaires voisins se dilatent, se pelotonnent; les capillaires anciens se mélangent à ceux qui sont en voie de formation. Si les lésions de cette période ne se voient guère à l'autopsie, on peut du moins les constater sur le vivant et en avoir une preuve bien suffisante quoique indirecte par les frottements auxquels ils donnent lieu dans les débuts de la synovite.

2e *Degré, exsudation plastique.* — Les lésions de ce degré se révèlent aussi indirectement par les phénomènes cliniques, mais elles peuvent s'offrir à l'observation directe sur le vivant. Lorsqu'en effet la plaie qui intéresse la synoviale reste ouverte et détermine des accidents, les jours suivants on peut voir sourdre spontanément, ou à la pression, par la plaie, un liquide visqueux, jaunâtre, qui n'est plus de la synovie, car il est plus épais, plus coloré et aussi plus abondant; parfois une quantité de sérosité se mêle à l'exsudation plastique et de là les variétés dans l'abondance et la consistance de l'épanchement. Mais l'élément principal de l'exsudat plastique reste toujours le même. Chimiquement il est constitué par une substance fibrineuse qui vue au microscope (Cornil et Ranvier), présente une disposition réticulée et renferme dans ses mailles des cellules nombreuses aplaties analogues à celles de la moelle des os. C'est à ce degré qu'appartient la synovite crépitante, alors que l'exsudation séreuse s'efface devant les proportions considérables d'exsudat visqueux qui se concrète. Parfois cependant cette synovite elle-même s'accompagne de la formation d'une quantité de sérosité notable. Mais la prédominance de sérosité se présente surtout dans les inflammations spontanées ou de cause interne.

3e *Degré, organisation de l'exsudat, ou résorption de l'exsudat.* — C'est là ce qui constitue la synovite plastique. Cliniquement les phénomènes sont appréciables; on voit en effet l'exsudat prendre consistance, déterminer les adhérences des parois entre elles et avec le tendon, mais c'est surtout au microscope que l'on voit les transformations capitales. Alors on découvre, renfermées dans les aréoles de la masse fibrineuse, les cellules dont nous avons parlé ; elles augmentent de nombre, et plus tard si l'exsudat doit se résorber on voit bientôt tout disparaître, au point qu'il ne reste plus trace d'adhérence entre la gaîne et le tendon. Mais le plus souvent l'exsudat s'organise, les vaisseaux apparaissent et on a la formation de fausses membranes temporaires ou définitives.

4e *Degré, période de suppuration.* — Au lieu d'observer l'organisation précédente, on voit le processus exsudatif subir des transformations plus rapides aboutissant à la production des éléments moins parfaits, les globules purulents. Les leucocytes, suivant Cornil et Ranvier, se forment surtout sur le feuillet pariétal, mais suivant les mêmes auteurs ils peuvent aussi se former sur le feuillet tendineux.

Quoi qu'il en soit la nutrition du tendon ne tarde pas à être altérée, on observe dans le début de simples phénomènes d'exfoliation ; plus tard, des lambeaux blanchâtres se détachent signalant ainsi une mortification plus profonde. Si la maladie s'arrête à ce degré les mouvements des tendons compromis auparavant sont maintenant perdus ; les surfaces épithéliales sont en effet disparues et remplacées par des adhérences très-vasculaires qui durcissent de plus en plus et effacent pour toujours la cavité synoviale.

La suppuration peut se borner par suite des adhérences primitives dues à la synovite plastique ou par suite des cloisonnements naturels normaux ou anormaux de la synoviale, mais plus fréquemment, dans les plaies par pénétration, elle s'étend à toute la cavité; elle peut même en dépasser les limites de très-bonne heure, et c'est ainsi que se trouve compromise l'intégrité des vaisseaux voisins, des nerfs, des aponévroses, des articulations, des os même. Le tissu cellulaire périphérique est le premier atteint dans cette extension, et on voit alors cette propagation se faire plus ou moins haut au-dessus du poignet. Différents mécanismes sont invoqués pour expliquer cet achéminement du pus vers l'avant-bras. Pour les uns le pus suit les traînées vasculaires et se forme dans les troncs lymphatiques ; pour d'autres, et nous nous rangeons à cet avis, le pus renfermé dans la gaîne synoviale atteint le tissu cellulaire voisin par voie de continuité inflammatoire ou par ulcération des parois synoviales ou par rupture de ces membranes. Ces dernières hypothèses sont confirmées par les autopsies où l'on voit le pus recouvrant toute l'étendue de la cavité synoviale sans en dépasser notablement les limites. Nous ajoutons que ces cas existent réellement, mais ils sont rares, car la suppuration devient facilement diffuse dans les synovites. Quoi qu'il en soit si l'on n'y a trouvé aucun signe d'induration ganglionnaire ou lymphatique, c'est que les vaisseaux ne jouaient aucun rôle dans la pathogénie.

Lorsque l'inflammation suppurative est par trop violente on voit dans certains cas survenir la gangrène. Dans cette région bridée solidement en bas par l'aponévrose palmaire, en haut par le ligament annulaire, le gonflement est difficile et entraîne une compression plus ou moins énergique dans les parties molles serrées en arrière contre les os du métacarpe. Que ce gonflement prenne des proportions exagérées, par exemple dans les inflammations violentes, et l'on verra se produire les mêmes effets que dans les bandages trop serrés, une gêne d'abord puis une suppression plus ou moins complète de la circulation et de la nutrition.

Aucun cas de gangrène, excepté deux que nous signalons, n'est relaté dans les auteurs, mais si l'on considère que les synovites généralisées simples déjà rares par elles-mêmes sont encore plus rarement poussées au degré extrême de l'étranglement, il en résulte que la proportion des gangrènes, en tenant compte des deux cas précédents, égale au moins ici celle des autres régions enflammées.

5e *période, résolution.* — Lorsque la période de suppuration est arrivée les accidents peuvent encore rétrograder, alors que la cavité séreuse ne communique pas avec l'air ; dans ces cas on voit se résorber lentement le liquide séreux, les leucocytes disparaître ; les cellules embryonnaires dont nous avons parlé forment des travées de plus en plus serrées jusqu'à la production d'un tissu cicatriciel complet. Une de nos observations relate cette terminaison malheureusement très-rare.

Nous ne faisons que signaler le passage de la maladie à l'état chronique qui dépasse les limites de notre sujet.

En résumé les lésions de la synovite palmaire sont primitives ou consécutives ; les lésions consécutives ne sont point sujettes à contestation mais il n'en est pas de même pour les primitives. Par où débute l'inflammation, où se forme le pus ? Par le seul fait que la cavité séreuse oppose ordinairement une barrière aux phlegmasies et suppurations voisines, la présence du pus, si souvent constatée dans cette cavité, indique que le pus peut y prendre primitivement naissance. Mais il est possible d'en acquérir autrement la certitude en établissant une analogie à peu près complète entre les phénomènes qui se passent ici et ceux que l'on est à même d'observer dans les autres grandes séreuses, plèvre, péritoine, etc. Or l'examen de la séreuse enflammée toutes les fois que l'on peut la voir cliniquement à découvert autorise parfaitement, nous le verrons, à admettre cette analogie.

SYMPTOMES.

Nous examinerons à part les différentes variétés de synovite : nous n'avons en vue ici que les synovites primitives franchement aiguës ou suraiguës.

Avant le début des accidents aigus à la période d'incubation pour ainsi dire, aucun phénomène de gonflement ni de rougeur : seule la plaie, car il en existe le plus souvent une, doit attirer l'attention. Ses formes varient, mais la profondeur doit s'étendre à 5 millimètres pour pénétrer dans la synoviale ; si elle est assez large et située au niveau du tendon, on le reconnaît à sa couleur et aux mouvements communiqués. Dans ces mouvements on voit le plus souvent sourdre une petite quantité de liquide filant qui n'est autre que de la synovie ; ce liquide augmente par les mouvements et la pression bien appliquée sur les endroits favorables ; dans la journée ou le lendemain, le précédent liquide se transforme (synovite exsudative), devient plus visqueux, plus coloré, ou bien plus séreux suivant la forme que prend l'exsudat inflammatoire dont on peut suivre les évolutions jusqu'à l'apparition du pus. Mais il n'est pas toujours possible de suivre ces transformations; quelquefois les bords de la plaie se réunissent ; et quand cette réunion n'est pas définitive et simplement faite artificiellement par l'état concret du liquide exsudé on peut écarter les bords de la plaie et l'on retrouve l'écoulement, visqueux d'abord, puis synovial, caractéristique. Il va sans dire que dans les plaies produites par les instruments piquants acérés la plaie est pour ainsi dire virtuelle et peu ou pas appréciable, dans ce cas les commémoratifs fournis par le malade ne laisseront pas que de causer un certain doute dans l'esprit du chirurgien sur l'origine de la maladie.

Par contre il est des cas où les plaies sont larges,

et s'accompagnent de délabrements considérables.

La douleur produite par la plaie n'est que passagère, et souvent le malade en garde à peine le souvenir, lorsque vingt-quatre ou quarante huit heures après l'accident (période de suppuration) survient une autre douleur, cette fois plus vive, et dont il est impossible de faire abstraction; cette douleur qui tire le malade de son sommeil, qui le force à se lever, à défaire les pansements primitifs, marque le début actif de la maladie, et c'est ordinairement là que commence l'observation du chirurgien si la plaie primitive n'avait pas paru d'abord devoir exiger des soins éclairés.

La douleur est vive, lancinante, présente les caractères de l'étranglement. Bien différente de celle produite par la plaie primitive elle occupe la paume de la main, le poignet, et parmi les doigts, spécialement le petit et le pouce. Voilà pour les centres principaux, mais il y a des irradiations douloureuses aux autres doigts et à la face dorsale des doigts. Ces dernières irradiations sont suivant nous sous la dépendance des compressions nerveuses et des anastomoses qui existent normalement entre les nerfs dorsaux et les nerfs palmaires.

Tous les auteurs s'accordent à mettre la sensation d'étranglement sur le compte des dispositions anatomiques de la paume de la main; mais il importe de signaler que cette sensation d'étranglement varie du reste d'intensité, au point d'être nulle dans certains cas où le développement inflammatoire n'a pas le degré d'intensité suffisant.

La sensation d'étranglement est accompagnée ou

tout au moins suivie de très-près par un second symptôme, la rétraction des tendons dans leur gaîne, se traduisant extérieurement par la flexion des deux dernières phalanges sur la première. Ce symptôme, qui reconnaît pour cause, comme la douleur, le gonflement des tissus profonds de la main, a une valeur diagnostique plus grande que le précédent. La douleur frappe le plus le malade. Ce qui attire le plus l'attention du chirurgien, c'est la flexion des doigts. Cette forme particulière de la main, la forme en crochet, la griffe comme on l'appelle, est caractéristique ; la pulpe des doigts arrive au contact de la surface palmaire de la main, dont les téguments, dans certains cas, peuvent être déprimés. Bien loin que le malade puisse procéder spontanément au redressement, le chirurgien lui-même n'y peut parvenir, tant la douleur provoquée est violente dans ces tentatives de redressement.

La flexion, disons-nous, est due au gonflement des tissus profonds de la main ; en effet, du moment que les doigts sont en flexion, l'aponévrose palmaire est à son plus haut degré de relâchement, et les parties qu'elle bride peuvent acquérir leur maximum de volume ; mais ce fait se présente aussi dans les phlegmons bornés au tissu cellulaire sous-aponévrotique, et cependant la flexion n'est ni aussi prononcée, ni aussi énergique. C'est que, à notre avis, dans la synovite intervient une autre cause de flexion, la distention de la cavité séreuse par l'exsudat, ou le liquide épanché, ou même la distension produite par le gonflement des parois de la synoviale, la congestion de ces parties, la vascularisation, etc. Pour préparer à la synoviale le plus d'étendue possible, les doigts se placent spontanément ou forcément dans le plus grand degré de flexion possible, qui correspond du côté de la synoviale au maximum du relâchement. Or ce degré est loin d'être atteint dans les phlegmons superficiels ou profonds de la main.

Les autres symptômes procèdent avec moins de rapidité que les précédents ; ils ont aussi des caractères positifs moins marqués ; ainsi la rougeur, le gonflement, l'empâtement, qui sont les signes caractéristiques des phlegmons n'apparaissent pas ici d'emblée, et ils sont peu prononcés. Ces deux faits tiennent aux mêmes causes : la situation profonde des parties enflammées, leur séparation de la peau par des parties fibreuses qui les contiennent et qui laissent peu de facilité au chirurgien pour juger de l'état des tissus enflammés et particulièrement des synoviales. Ces parties fibreuses, du reste, ne participent pas à la maladie profonde, et la peau elle-même n'y prend qu'une part très-indirecte. Aussi les phénomènes d'augmentation de volume, de coloration et de consistance particulière ne sont pas ceux qui frappent le plus l'attention du chirurgien ; s'ils ont une valeur diagnostique réelle, c'est bien plutôt par leur caractère négatif que par leur caractère positif. Le fait d'une douleur très-vive coïncidant avec ces derniers symptômes si peu prononcés est bien propre, en effet, à indiquer la nature et le siége de la maladie.

La tuméfaction est donc peu prononcée, les parties superficielles conservent leur consistance, mais, néanmoins, l'on sent que les parties profondes sont dures, tendues à travers les parties saines.

La rougeur est légère ; il y a là comme une légère nuance de coloration qui sera surtout appréciée en comparant le côté malade au côté sain. C'est comme s'il s'agissait là d'une congestion profonde aperçue par transparence à travers la peau restée à peu près normale. Quelquefois même la peau conserve une teinte pâle assez prononcée.

Ces trois symptômes, rougeur, tuméfaction, empâtement, quel que soit leur degré d'intensité, respectent parfaitement les limites de la synoviale, du moins au début. Aussi on peut les voir s'étendre au poignet, qui renferme le cul-de-sac supérieur de la synoviale. A ce niveau, les symptômes pourront même offrir un développement qui est impossible à la paume de la main ; car, au niveau du poignet, on ne trouve plus l'aponévrose palmaire masquant l'état des parties profondes ; il n'y a plus en bas que le ligament annulaire, et en haut la partie inférieure de l'aponévrose antibrachiale, tous tissus fibreux bien moins épais que les plans aponévrotiques de la paume de la main. Ajoutons que la peau est bien moins épaisse, plus fine et pour ainsi dire plus transparente.

Ces délimitations des symptômes, coïncidant avec celles des synoviales, montrent bien que ce sont ces séreuses qui fournissent les matériaux à l'inflammation, surtout alors qu'on n'observe aucune des traînées rouges de l'angioleucite. Mais cette disposition symptomatique n'est que très-passagère et est remarquable seulement au début de la maladie. Plus tard, il est de règle de voir ces phénomènes diffuser, pour ainsi dire; l'avant-bras et le dos de la main peuvent alors participer à l'appareil symptomatique, car l'inflammation se propage par voie de contiguité, ou bien il peut y avoir là simplement des troubles congestifs dus à la compression du système vasculaire de la paume de la main. Dans un cas ou l'autre les délimitations des synoviales ne seront plus évideutes et il faudra s'appuyer sur d'autres symptômes pour établir le diagnostic.

Les symptômes généraux sont variables. Ils sont légers ou très-prononcés; ils ne précèdent jamais les phénomènes locaux, à moins sans doute de plaie septique, cas que nous n'avons qu'à signaler; lorsqu'ils se déclarent, c'est ordinairement un ou deux jours après les accidents qui marquent le début. Alors le malade est parfois surpris par un frisson qui peut être violent, la fièvre s'allume, il y a des nausées, rarement des vomissements; les auteurs classiques signalent des phénomènes plus graves, tels que convulsions, délire, tétanos.

Ces signes graves sont au moins inconstants, et l'on voit alors le pouls rester à 100 ou 120 pulsations; la peau est chaude; la température axillaire monte à 39°. Il y a de la céphalalgie avec rougeur de la face. En tous cas, l'insomnie est complète, mais elle n'a rien de spécial à l'affection qui nous occupe.

L'état général est parfois presque latent ; c'est à peine si l'on observe une augmentation dans le pouls et la température, mais ce sont là des faits exceptionnels.

Marche. — La maladie peut être divisée en quatre périodes, une période d'incubation, une période de début, une période d'état et la période consécutive aux accidents aigus.

Rien de particulier dans la première période ; la deuxième, ou période de début, synovite congestive et exsudative, est très-fugace et passe vite à la période d'état que nous allons étudier. Ici l'on peut observer l'arrêt des accidents ou bien la formation de pus, qui est bien plutôt la règle dans les cas franchement aigus ; si la résorption s'est faite, ou bien si l'on obtient la résolution immédiatement au début de la suppuration, la durée de la maladie est d'une huitaine de jours, et le malade en sera quitte pour des roideurs dans les doigts produites par des fausses membranes peu consistantes, peu épaisses, qui disparaîtront à peu près à la longue par des exercices répétés. Mais, le plus souvent, la fièvre ne cesse pas, de petits frissons sont signalés, et l'on découvre l'existence du pus collecté en un foyer circonscrit ou étendu à toute la gaîne ; si la suppuration est circonscrite, il va sans dire que l'appareil symptomatique est moins développé. Quoi qu'il en soit, la fluctuation est difficile à percevoir à la paume de la main, tandis qu'elle est plus évidente au poignet, à cause des dispositions anatomiques précédemment signalées. Il faut aussi savoir différencier la fluctuation due au pus d'avec celle qui est due à la sérosité si fréquente dans les synovites en général. Nous verrons plus loin quelles sont les considérations sur lesquelles doit s'appuyer le chirurgien.

Voilà pour la suppuration limitée à la gaîne, mais elle peut s'étendre au-delà, et elle y parvient par plusieurs mécanismes que nous ne ferons que rappeler : 1° par extension d'inflammation par voie de contiguité ; 2° par ulcération de la synoviale, par distension et éclatement de ses parois ; 3° par l'extension par voie de continuité, c'est-à-dire par les vaisseaux qui se terminent dans la séreuse ou qui en partent, ou par les vaisseaux voisins. Nous citons ce dernier mécanisme pour être complet, mais sans apporter de preuves à l'appui. On conçoit que les fusées purulentes doivent aggraver plus ou moins la marche de la maladie, mais nous ne nous occupons que de ce qui touche directement à la synoviale ; si la suppuration n'a pas envahi par trop les tissus voisins elle se tarit, quoique lentement et il n'est pas de règle d'observer l'épuisement complet qui accompagne les longues suppurations ; mais la suppuration une fois tarie, et les plaies fermées, on peut être certain que l'adhérence des tendons aux parois fibreuses de la gaîne s'opposera désormais à l'accomplissement régulier des fonctions de la main.

La maladie peut, parfois, aboutir à la gangrène ; nous avons vu à l'étiologie quel en était le point de départ; nous rappellerons qu'elle peut être partielle ou diffuse, et alors des conséquences variables en découlent ainsi qu'on le verra au traitement.

Quoi qu'il en soit cette terminaison grave survient de deux manières bien différentes, elle est primitive ou consécutive, c'est-à-dire survenant dans le cours de la phlegmasie; dans les deux cas auxquels nous avons fait plus haut allusion, l'un appartenait à la forme primitive et diffuse. La marche fut tellement rapide et pour ainsi dire foudroyante que M. Richet, chirurgien traitant, dut pratiquer l'amputation du poignet; la pièce anatomique fut présentée à l'amphithéâtre de l'hôpital des Cliniques et nous fûmes frappés de l'aspect de la paume de la main, présentant des traînées noirâtres suivant la direction des tendons fléchisseurs. La suppuration n'avait point eu le temps de se produire.

Le second cas appartenait à la gangrène circonscrite; elle ne s'est montrée que comme épiphénomène dans le cours d'une synovite suppurée.

La forme gangréneuse que nous avons admise est donc plus spécialement justifiée par le premier exemple.

La période consécutive de la maladie comprend : la persistance des adhérences, la formation de kystes synoviaux, l'apparition de fongosités. Ces dernières terminaisons confinent à notre sujet sans en faire partie intégrante. Nous n'y insisterons pas.

Complications. — Les auteurs font une énumération assez développée des accidents qui compliquent les synovites palmaires, nous pourrions les énumérer, mais nous nous en abstiendrons, ayant surtout en vue ici les faits que nous avons observés et qui ne relèvent que des synovites franches et non compliquées.

FORMES. — VARIÉTÉS.

Au point de vue clinique on peut diviser les synovites aiguës de la face palmaire de la main en trois formes principales basées sur le degré de force des accidents locaux et généraux. Les variétés et sous-variétés de ces principales formes sont basées sur les différentes lésions anatomo-pathologiques, l'étiologie, etc.

A. *Synovites généralisées.*

- 1° Synovites subaiguës.
  - A. congestive.
    - Sécheresse, Desquamation épithéliale.
  - B. exsudative.
    - Synovite crépitante.
      - Exsudat non organisable.
    - Synovite plastique.
      - Exsudat organisable.
    - Synovite séreuse (rhumatismale, blennorrhagique, syphilitique).
      - Exsudat mélange d'une forte proportion de sérosité.
- 2° Synovites aiguës.
  - Synovite séro-purulente.
    - Spontanées.
    - Traumatiques.
- 3° Synovites suraiguës.
  - Purulente.
    - Traumatiques par propagation.
  - Gangréneuse.

B. *Synovites partielles.*

1° De la gaîne du pouce.
2° De la gaine interne.
3° Des autres gaines accidentelles.
4° Localisées à un point limité de la synoviale.

La synovite crépitante siége plus souvent au poignet que dans la paume de la main. A la paume de la main, elle n'est le plus ordinairement qu'un état transitoire vers un degré d'inflammation plus élevé, plus aigu. Il en est de même de l'état de sécheresse qui s'accompagne de desquamation épithéliale; rarement la phlegmasie reste limitée à ce degré, si ce n'est dans les cas d'enflammation spontanée. Ordinairement la synovite congestive est une étape, de peu de durée, vers la synovite séro-purulente ou purulente. Dans ces deux cas, la rougeur, le gonflement, la chaleur de la peau sont très-peu accusés ; dans la ténosite crépitante il y a de plus une sensation de froissement analogue à celle de l'écrasement de l'amidon lorsque le malade fait mouvoir ses fléchisseurs.

La synovite plastique procède sans symptômes appréciables, douleur presque nulle, rougeur de même; en somme, accidents locaux appartenant plutôt à la plaie concomitante des téguments qu'au phlegmon de a synoviale; on est averti indirectement de cette synovite lorsqu'une ouverture étant faite dans un des points de la synoviale se ferme sans provoquer d'accidents.

Les synovites séreuses sont le plus ordinairement sous l'influence d'un état général. En dehors du rhumatisme les autres causes internes, telles que syphilis, blennorrhagie sont peu fréquentes à la paume de la main.

La synovite rhumatismale est souvent observée chez un sujet rhumatisant avec ou sans coïncidence d'attaque de rhumatisme antécédente ou concomitante;

sous l'influence de l'impression du froid on voit survenir au niveau de la paume de la main une rougeur, un empâtement diffus ; la douleur est peu vive, la peau est tendue, luisante ; la flexion est moyennement prononcée, jamais au point d'affecter la forme particulière de la griffe. Il y a quelques accidents généraux, la langue blanche, la faiblesse, l'anorexie, l'inappétence, indiquent une dose assez légère d'embarras gastrique ; mais cette affection n'est point grave, elle disparaît bientôt à l'aide d'un traitement approprié, dont le baume tranquille chloroformé forme une des bases les plus importantes.

M. Fournier admet une synovite blennorrhagique siégeant sur les tendons fléchisseurs des doigts ; elle n'est pas à beaucoup près la plus fréquente des synovites blennorrhagiques ; suivant le même auteur ces synovites sont plutôt le fait du sexe masculin que celui du sexe féminin. Elles peuvent apparaître pendant l'écoulement blennorrhagique soit récent, soit ancien. Elles n'ont, en tout cas, aucune influence sur la durée, la marche et la quantité de l'écoulement uréthral.

Les synovites syphilitiques tendineuses sont décrites dans les auteurs à la période secondaire de la syphilis (Fournier). Elles seraient plus fréquentes chez les femmes. Les symptômes qu'elles présentent sont la tuméfaction, quelquefois de la crépitation, rougeur assez prononcée. Rarement on constate la fluctuation ; la douleur, suivant M. Fournier, peut être assez prononcée pour arracher des cris aux malades ; voilà un fait qui pourrait les rapprocher des synovites aiguës de la face palmaire, mais nous ne trouvons pas les synovites syphilitiques signalées à ce niveau par les auteurs.

Les synovites aiguës et suraiguës diffèrent par le plus ou moins de rapidité et partant par le plus ou moins d'acuité du processus inflammatoire. Ces différentes marches sont en rapport avec le degré plus ou moins grand de l'irritation. Cette irritation est au degré minimum dans la synovite plastique dont nous avons parlé ; soit que le principe irritant mis au contact de la synoviale soit peu actif, soit qu'un traitement énergique en ait atténué les effets, on voit les accidents locaux s'arrêter au degré le moins élevé de l'inflammation.

Les synovites aiguës ou suraiguës procèdent tout autrement; dans la synovite séro-purulente, le principe irritant peut encore être modéré ; il peut être aussi apporté par le sang, c'est-à-dire dépendre d'une cause interne ; c'est ainsi que nous pouvons voir un certain degré d'acuité dans les synovites habituellement séreuses, les synovites rhumatismales blennorrhagiques ou syphilitiques. Mais dans les synovites purulentes les causes internes n'existent plus ; c'est à des irritations venues de l'extérieur qu'il faut rapporter la violence des accidents inflammatoires. Aux violences traumatiques se joignent parfois la présence des corps étrangers, la pénétration de principes septiques, soit primitivement, soit consécutivement et par suite du manque de soins de propreté ; ces causes, poussées à un degré plus ou moins élevé, engendreront des accidents de plus en plus graves ou de plus en plus bénins. Parmi les causes qui engendrent les synovites aiguës et suraiguës, celle qui consiste dans la propagation inflammatoire au tissu de la synoviale ou bien dans l'irruption de pus dans sa cavité, paraît être une des plus actives sinon des plus fréquentes. Dans la synovite gangréneuse il faut tenir compte sans doute de la disposition générale du malade, mais surtout de la rapidité, de la violence des phénomènes inflammatoires et des phénomènes d'étranglement auxquels ils donnent lieu immédiatement.

Jusqu'ici nous avons vu les synovites diffuses ou généralisées, nous parlerons maintenant des synovites localisées. En première ligne on trouve les synovites plastiques, les plus fréquentes de toutes. Même remarque à leur sujet que pour les synovites généralisées, au point de vue du mécanisme de l'arrêt des phénomènes inflammatoires. Ici, de plus, l'inflammation a bien plus de tendance à se localiser par suite de la conformation intérieure de la cavité synoviale. Telle est, par exemple, l'influence exercée par certains cloisonnements fibreux, certains rétrécissements naturels ou accidentels. Nous devons enfin signaler les soins intelligents donnés par le chirurgien et en particulier les procédés de compression méthodique bien appliqués.

Les synovites localisées peuvent aussi être séreuses ou séro-purulentes ou purulentes. Elles reconnaissent dans leur étiologie et pathogénie les mêmes causes que les synovites généralisées correspondantes. Ordinairement ces synovites se limitent à une gaîne indépendante qu'elles occupent dans toute son étendue, mais peuvent aussi se localiser à un point particulier d'une synoviale; cette localisation irrégulière qui peut se faire, même dans les synovites purulentes, peut être due à un état anatomique normal, les cloisonnements, ou bien à un état anatomique accidentel, les adhérences ou pseudo-membranes produites par l'heureuse intervention d'une synovite localisée plastique ou des cloisonnements anormaux mais naturels de la synoviale. Dans ces cas on peut voir coexister les différents degrés de synovite : ici une inflammation plastique, là l'exsudation séreuse, plus loin une exsudation purulente. Aussi lorsqu'on observe la fluctuation dans plusieurs points limités, peut-il être quelquefois très-difficile de savoir si tous les épanchements sont purulents. Quant à la synovite gangréneuse, comme elle est le plus souvent due à un étranglement, rien d'étonnant que cet étranglement se fasse sentir plutôt dans un endroit limité que dans la totalité de la synoviale. De là les gangrènes pouvant se localiser au petit doigt, au pouce, etc.

Quel que soit le mécanisme suivant lequel se produisent les synovites localisées, et nous n'insistons pas sur l'influence des dispositions anatomiques qui est aujourd'hui parfaitement connue, la symptomatologie varie par suite de cette localisation. Deux formes principales liées aux dispositions anatomiques normales sont observées et peuvent se prêter à une description méthodique : 1° la synovite limitée au tendon fléchisseur du pouce, 2° la synovite limitée à la grande gaîne carpienne interne.

Dans le premier cas, on observe un gonflement limité présentant une direction allongée dans le sens du tendon fléchisseur du pouce et remontant au poignet à quelques centimètres au-dessus du ligament annulaire. L'éminence thénar est augmentée de volume; les autres parties de la paume de la main conservant leur aspect normal; les symptômes généraux sont rares ou nuls dans cette variété, mais la propagation peut se faire à la gaîne voisine, et dans ce cas on verra se dérouler toute la série d'accidents qui appartiennent à ces inflammations.

Lorsque la synovite est limitée à la grande gaîne interne, les symptômes locaux s'étendront à toute la paume de la main excepté l'éminence thénar; l'éminence hypothénar sera prise; les mouvements du pouce seront conservés et non douloureux. Mais les symptômes généraux ne devront guère être diminués comparativement à la synovite généralisée si l'on en juge par l'étendue de la partie malade.

DIAGNOSTIC.

Le diagnostic de la synovite aiguë palmaire varie suivant la variété de synovite. Dans la crépitation douloureuse des tendons, dite encore ténalgie crépitante, synovite crépitante, on tiendra compte de l'étiologie toute particulière de cette maladie, de la profession des sujets, de la douleur sur le trajet du tendon accompagnée d'une rougeur qui suit la même direction ; enfin on se rappellera le signe pathognomonique de cette affection : une sorte de crépitation comparée au bruit qu'on produit en froissant de la neige ou de l'amidon. On distinguera facilement cette crépitation de celle qui est produite par l'emphysème, par les épanchements sanguins, par les fractures, car cette crépitation est en rapport avec l'apparition de la contraction musculaire.

La synovite plastique ne présente pas de symptômes appréciables, elle agit silencieusement. On aura lieu de supposer qu'elle existe, alors qu'une plaie ayant ouvert la synoviale ou une des synoviales, aucun accident ne sera venu de ce point de départ. De même, lorsque la synoviale étant envahie dans une certaine étendue par l'inflammation, la marche s'arrête, les accidents sont suspendus ou enrayés ; c'est encore à l'intervention de la synovite plastique que ces heureux résultats doivent être attribués ; le diagnostic se fait plutôt ici à l'aide du raisonnement qu'à l'aide de symptômes ou de signes palpables. Dans certains cas, cependant, alors que l'écartement des bords de la plaie le permet, on voit des adhérences se former entre les parois de la synoviale, ou entre ces parois et les tendons.

La synovite séreuse présente la fluctuation de la synovite purulente, mais elle a en moins la violence des symptômes généraux qui sont peu accusés pour elle. Lorsqu'elle persiste pendant un certain temps on peut la confondre avec les divers épanchements liquides qui siégent dans les gaînes synoviales. Mais l'étiologie et les symptômes, ainsi que la marche qui ont précédé, mettront le chirurgien sur la voie du diagnostic.

Nous arrivons maintenant au diagnostic de la synovite aiguë ou suraiguë.

Dans les cas où elle existe seule et indépendamment de toute coïncidence ou complication, le diagnostic repose sur des données faciles, sur des signes bien évidents. Lorsqu'elle coexiste avec un phlegmon de la main ou avec une tumeur où certains signes importants font défaut ceux qui persistent pourraient être attribués à l'inflammation voisine. C'est ainsi que la flexion des doigts pourrait être attribuée au phlegmon concomitant. Les antécédents, la coïncidence d'une plaie de la synoviale, la flexion très-prononcée et très-persistante des doigts, la violence des symptômes généraux, enfin les accidents consécutifs permettront d'affirmer que l'on n'a pas seulement à traiter un phlegmon de la paume de la main.

L'inflammation qui se produit dans la synoviale, alors qu'elle est le siége de différentes maladies, ne présente plus les caractères aussi nets que nous avons décrits. Ces inflammations peuvent survenir dans les kystes qui font partie de ces gaînes, dans les épanchements séreux simples ou à grains riziformes, dont elles sont le siége ; ces inflammations survenant spontanément ou par des violences, ou à la suite d'opération, des injections ou des compressions exercées au niveau de la synoviale, ne donnent déjà plus les signes nets et caractéristiques qui appartiennent à la synovite primitive. Les téguments sont plus ou moins altérés, distendus, ne traduisent plus les phénomènes habituels de coloration et de gonflement, souvent les doigts ont pris préalablement une position qui ne leur permet plus de se fléchir énergiquement dans la paume de la main. Peut-être cette flexion existe-t-elle depuis longtemps par le fait de la lésion ancienne. Les mêmes modifications symptomatiques existent et sont même plus prononcées dans les poussées aiguës qui surviennent dans le cours des synovites chroniques fongeuses, soit spontanément, soit par le fait des traitements actifs qu'on emploie pour la guérison. Mêmes remarques pour les synovites accompagnées de dégénérescence.

La synovite que nous avons surtout en vue est plus franche dans ses allures, ses symptômes sont nets et caractéristiques.

Les affections que l'on peut rapprocher d'elle présentent des points ressemblants, mais nullement un ensemble symptomatique qui puisse donner lieu à une confusion.

Nous ne citerons que pour mémoire les douleurs qui accompagnent les contusions superficielles ou profondes; celles qui ont leur point de départ dans les lésions spontanées ou accidentelles des nerfs de la région. Dans tous ces cas il manque la plupart des signes caractéristiques, et si la flexion des doigts apparaît, elle n'est que peu prononcée ou limitée, ou en tous cas de peu de durée.

Les inflammations de la main seules peuvent sérieusement être comparées aux synovites. Ces inflammations, comme on le sait, peuvent se diviser en superficielles et profondes. Parmi les inflammations superficielles nous trouvons celles qui occupent la peau : l'érythème, l'érysipèle, le phlegmon superficiel, ou diffus, l'angioleucite.

Dans les inflammations profondes nous trouvons le phlegmon circonscrit ou diffus du tissu cellulaire sous-aponévrotique, les angioleucites profondes, les arthralgies ou les arthrites suppurées, enfin les diverses lésions qui s'attaquent au squelette.

Nous ne citons que pour mémoire les érythèmes. Les érysipèles sont des inflammations d'une nature toute spéciale s'attaquant surtout et primitivement à la peau; c'est autant une affection générale qu'une maladie locale ; elle s'accompagne souvent d'un certain degré d'intoxication. Aussi les signes généraux offrent-ils une place importante dès le début de la marche de la maladie : ils peuvent suivre les signes locaux, mais ils peuvent aussi les précéder.

La cause est toujours une plaie plus ou moins étendue, le plus souvent superficielle; la rougeur est diffuse, ne respecte aucunement les limites de la synoviale, il en est de même du gonflement; enfin on constate que les ganglions épitrochléens ou axillaires sont plus ou moins durs et engorgés. Si la suppuration se déclare, elle est superficielle et facile à constater.

Le phlegmon superficiel présente les mêmes considérations à peu près que l'érysipèle, la rougeur est moindre, mais elle est bien plus prononcée que dans la synovite, il y a assez souvent engorgement ganglionnaire. Le gonflement et l'empâtement sont superficiels. Le phlegmon diffus s'étend rapidement et d'une manière très-irrégulière aux doigts et à l'avant-bras, ainsi qu'à la face dorsale de la main.

L'angioleucite superficielle a beaucoup de rapports avec l'érysipèle qui n'est, en somme, qu'une dermite.

L'angioleucite est une dermite localisée aux lymphatiques. On observe donc une rougeur qui respecte la forme des réseaux des vaisseaux lymphatiques qui s'étend sur leurs troncs ou leurs troncules ; le plus souvent l'angioleucite superficielle n'est à la paume de la main que le résultat d'une lésion qui s'est propagée, ayant son point de départ au niveau de l'extrémité des doigts sans prédilection de siége.

Le phlegmon profond présente plus d'analogie avec la synovite que les affections précédentes ; comme la synovite, il ne donne pas lieu tout d'abord à une rougeur bien marquée, il s'accompagne de flexion des doigts, mais la flexion n'est pas aussi accentuée ; plus tard le phlegmon tend à gagner les parties superficielles ; le gonflement est surtout prononcé dans les espaces interdigitaux, enfin les symptômes généraux et les accidents consécutifs seront moins graves que dans la synovite suppurée.

L'angioleucite profonde pourrait-elle simuler la synovite? Certains auteurs lui accordent une importance à peu près exclusive dans les inflammations qui nous occupent. Mais outre que les réseaux lymphatiques des synoviales ne sont encore ni parfaitement connus, ni parfaitement prouvés, l'inflammation des vaisseaux lymphatiques, voisins des synoviales, donnera naissance à des signes distinctifs évidents. Ces lymphatiques suivent ordinairement les troncs des vaisseaux sanguins, et ils donneront souvent lieu à des phlegmons isolés à distance et siégeant sur le trajet des principaux vaisseaux de la région. Ajoutons à cela l'engorgement des ganglions sus-épitrochléens et des ganglions axillaires ou quelquefois, comme on l'a noté, les engorgements ou les adénites cervicales, survenant d'emblée.

Les inflammations aiguës ou chroniques qui s'attaquent aux articulations carpo-métacarpienne ou au squelette de la région, se feront remarquer par des symptômes moins tranchés du côté des parties superficielles ; la flexion des doigts, la déformation de la paume de la main pourra survenir, mais on n'observe pas les phénomènes de coloration particulière du côté de la peau.

Après avoir reconnu la synovite et ses différentes variétés, si l'on veut en connaître l'origine et la cause, il faut recourir aux commémoratifs et à l'examen attentif du malade. L'existence d'une plaie, d'une violence quelconque, doivent engager à rechercher s'il n'y a pas là une relation évidente avec l'inflammation de la gaîne ; si la blessure présente une profondeur assez considérable, si l'on a vu s'écouler une certaine quantité de liquide filant, l'origine traumatique ne sera point douteuse. L'origine syphilitique ou blennorrhagique devra également être recherchée, mais ces deux causes internes ne s'attaquent guère aux synoviales de la paume de la main. Il n'en est pas de même du rhumatisme, et toutes les fois qu'il survient, sous l'influence du froid spécialement chez un rhumatisant, de la douleur spontanée avec flexion des doigts dans la paume de la main c'est à cette origine qu'il faut s'adresser ; les présomptions seront justifiées si l'on s'aperçoit que la peau est gonflée, tendue, luisante ; si l'on n'observe pas d'épanchement de liquide abondant ; enfin si les accidents s'amendent par un traitement approprié et sans avoir donné lieu à des signes généraux graves.

Le diagnostic doit encore avoir pour but de rechercher les différents accidents ou les complications voisines ou éloignées ou bien les lésions générales qui peuvent s'ensuivre, enfin il faut rechercher l'étendue de l'inflammation, son degré d'acuité, les différentes méthodes de traitement qui peuvent s'appliquer à chaque variété de la maladie et à ses différentes périodes. Par un examen assidu et attentif on arrivera à résoudre ces différentes questions.

PRONOSTIC.

Le pronostic des synovites palmaires varie avec la violence de l'inflammation et avec son étendue.

Dans un premier degré, c'est-à-dire lorsqu'il y a simple dépolissement de la synoviale ou simple congestion avec exsudation superficielle, comme dans les ténosites crépitantes, le pronostic est peu grave, et à l'aide d'un traitement convenable et de soins hygiéniques bien appropriés, la guérison surviendra dans l'espace de quinze jours ou un mois.

Lorsque l'inflammation atteint un degré plus élevé, il faut distinguer le cas où elle s'accompagne d'un épanchement liquide et celui où elle s'accompagne d'une exsudation peu abondante ; l'épanchement abondant de liquide n'a rien de grave par lui-même, mais il peut persister pendant longtemps et s'oppose par le fait à la guérison définitive ; il constitue néanmoins plutôt un état incommodant qu'un danger réel. La synovite avec épanchement peu abondant, la synovite plastique a ceci de particulier, qu'elle constitue souvent un bienfait, en ce sens qu'elle limite la phlegmasie ou même en préserve complétement la cavité synoviale. C'est ainsi que dans les opérations qui se pratiquent sur le pouce et le petit doigt, dans les accidents, tels que contusions ou écrasements de ces organes ou dans les inflammations spontanées, les synoviales palmaires sont souvent préservées par cette inflammation plastique dont le processus est à l'état latent, comme dans les cas de péritonite partielle. L'inflammation plastique aboutit, en effet, ordinairement à la formation d'adhérences, à l'aide desquelles la membrane séreuse semble se protéger contre les accidents qui la menacent.

L'influence des causes internes sur les espèces de synovites est réelle, mais si le traitement approprié ou spécifique agit soit sur les blennorrhagiques, soit sur les accidents syphilitiques des différents organes, il ne paraît pas modifier beaucoup les qualités ni les quantités de l'épanchement synovial. Réciproquement, l'apparition d'un épanchement dans la synoviale, et durant le cours d'une blennorrhagie, n'est marqué par aucun changement du côté de l'écoulement uréthral, ainsi qu'a pu le noter M. Fournier.

Si les synovites sèches, séreuses, plastiques, de quelque nature qu'elles soient, constituent souvent un bienfait ou rarement au delà d'un inconvénient, les synovites aiguës et suraiguës constituent toujours un danger sérieux. Il suffit de se reporter aux accidents qui viennent compliquer ces inflammations pour voir que parfois elles ne le cèdent en rien aux plaies qui sont suivies des conséquences les plus graves. Par elles-mêmes et sans compter les complications, elles peuvent mettre en danger la vie des malades, soit par la violence des phénomènes généraux, soit, plus tard, par l'abondance de la suppuration qu'elles provoquent. Une inflammation aussi sérieuse est un danger par son étendue, par sa durée même ; dans quelques cas la gangrène détruit le segment de membre en partie ou en totalité. Mais alors même que la maladie ayant traversé les périodes les plus critiques arrive à sa terminaison, nous savons qu'il restera des traces souvent indélébiles. La gravité des adhérences se mesure à leur force, leur étendue, à la flexibilité, l'étroitesse des fausses membranes qui les composent. Tantôt, le mouvement est aboli dans tous les doigts simultanément, tantôt dans un ou deux seulement. Toutes choses égales d'ailleurs, les adhérences les plus graves sont celles qui s'attaquent au pouce ou à l'index, au pouce surtout qui est comme le centre du mouvement des autres doigts. Il sera parfois difficile de reconnaître immédiatement jusqu'à quel point les adhérences sont serrées et plus ou moins définitives. Un exercice persistant peut amener des résultats auxquels on est souvent loin de s'attendre. A l'aide d'un examen attentif le chirurgien pourra, non sans difficulté, se faire une opinion sur cette question dont la solution offre les conséquences les plus importantes au point de vue du traitement.

TRAITEMENT.

Nous dirons deux mots sur les synovites subaiguës; nous nous étendrons surtout sur les synovites aiguës et sur-aiguës que nous avons surtout en vue.

La synovite crépitante cède le plus souvent aux résolutifs et aux soins hygiéniques bien entendus. Le repos, les applications de teinture d'iode auront le plus souvent raison de la maladie, s'il y avait de la rougeur du gonflement, les saignées locales pourraient être rarement indiquées ; mais les accidents y compris l'épanchement de liquide disparaissent le plus souvent spontanément ou à l'aide de bandages compressifs bien appliqués et en particulier les bandages ouatés.

Le traitement de la synovite plastique ne consiste pas à la faire disparaître, mais bien plutôt à la favoriser, la réglementer, et à tâcher de la faire naître si elle n'existe. Les moyens employés sont préventifs ou actifs. Préventifs : il faut nettoyer la plaie, s'il en existe une ; faire en sorte que le membre reste parfaitement au repos, réunir les bords de la plaie si ils s'écartent, immobiliser le tendon s'il est rompu. Actifs : ils consistent à appliquer dès le début une compression qui a pour but à la fois de rapprocher les parois de la synoviale et d'immobiliser le segment du membre. Si la compression n'est appliquée que localement elle le sera surtout efficacement au niveau de la plaie ou au niveau des joints, où la synoviale présente des rétrécissements naturels parfaitement déterminés par les recherches anatomiques. (Schwartz.)

Nous devons surtout parler des synovites aiguës et suraiguës. Elles ne présentent pas entre elles des différences de traitement bien tranchées, aussi les passerons-nous simultanément en revue, nous bornant à en signaler chemin faisant les particularités.

Le traitement doit être considéré à trois périodes différentes : il est préventif, curatif, consécutif.

Pour le traitement préventif il suffit de se reporter au chapitre de l'étiologie pour comprendre les moyens propres à combattre ces causes; les soins primitifs, particulièrement les soins de propreté, le repos, etc., et en général toutes les causes qui peuvent appeler le développement de la synovite plastique, trouvent leur place ici, nous les avons énumérées, nous n'y reviendrons plus.

Le traitement curatif varie avec les différents cas qui se présentent, il varie surtout suivant les différentes méthodes des chirurgiens, et suivant l'état plus ou moins avancé de la maladie.

Si l'on peut être assez heureux pour être appelé dès le début de la phlegmasie, il faut essayer de certains moyens que l'on emploie dans les phlegmons pour juguler et faire avorter l'inflammation.

Les cataplasmes de farine de lin ont une efficacité très-problématique.

Certains auteurs prétendent que les vésicatoires auraient pour effet non-seulement de diminuer la douleur mais d'enrayer la marche de la maladie. Ce sont là des affirmations bien hardies et qui sont peu propres à entraîner la conviction.

Les purgatifs s'adressent plutôt à l'état général du malade.

La compression présenterait ici les mêmes indications que dans les phlegmons diffus, mais aussi les mêmes dangers.

Les antiphlogistiques non pas généraux mais locaux sont encore les procédés qui paraissent le mieux réussir, mais il faut qu'ils soient employés promptement et énergiquement. Que l'on y ait recours à l'aide des sangsues, ou des ventouses scarifiées, ou des scarifications à l'aide de la lancette, comme le fait avec succès mon maître M. le professeur Le Fort, peu importe, mais il faut calculer de manière à obtenir par ces moyens variés une émission sanguine équivalente à une palette au moins. Huit, dix, quinze sangsues même ne seraient pas de trop.

Si les accidents ne cèdent pas une première fois,

l'indication de recommencer une ou plusieurs fois est formelle et toujours le plus rapidement possible.

Indépendamment des antiphlogistiques les altérants locaux, le mercure employé sous forme d'onguent simple ou double a une efficacité réelle, surtout s'il est employé concurremment avec les antiphlogistiques précédents et les bains locaux.

Outre ces traitement qui s'adressent directement à la maladie, certains moyens s'attaquent aux symptômes et paraissent à titre de palliatifs.

Nous avons fait déjà allusion aux purgatifs ; les opiacés calment la douleur ou la rendent plus supportable ; ils combattent l'insomnie qui est habituelle.

Enfin les toniques devront être employés, mais ils sont plutôt indiqués dans une période avancée.

A la période de suppuration le bistouri doit intervenir aussitôt que la suppuration est apparue mais pas avant. La nuance est importante mais quelquefois difficile à saisir. Il ne faut pas oublier que l'épanchement de sérosité est bien plus le fait des synovites palmaires en général que l'épanchement purulent; or l'ouverture d'un épanchement de sérosité pourrait déterminer la formation d'un foyer purulent. Le fait de la fluctuation n'est donc pas une indication suffisante pour ouvrir une voie au liquide épanché, il faut surtout se guider sur le degré d'acuité de la maladie, sur l'état local et surtout sur les signes généraux. Dans un seul cas les incisions prématurées nous semblent indiquées. C'est lorsque les symptômes généraux et locaux sont tellement graves qu'on a lieu de craindre l'étranglement inflammatoire. Mais inversement nous ne saurions admettre le précepte donné par certains auteurs d'attendre que le pus tende à se faire jour à l'extérieur pour recourir à l'incision.

Quoi qu'il en soit, une fois que l'ouverture a été décidée, il faut la faire complète et se guider sur les données anatomiques pour éviter de blesser les organes importants. M. Richet donne le précepte d'inciser au-dessous du pli palmaire médian de la main et vis-à-vis de la ligne médiane des doigts parallèlement aux tendons. On évite de cette manière l'arcade palmaire, les branches digitales, les rameaux nerveux; enfin on n'intéresse que le tendon et la gaîne, mais l'incision est longitudinale, c'est-à-dire ne laisse que peu de traces et encore elle affranchit la gaîne et le tendon de la présence d'un épanchement menaçant. Les incisions peuvent du reste porter sur la main ou l'avant-bras, leur nombre est indéterminé et est en rapport avec chaque cas particulier. Nous n'insistons pas sur les cas où les délabrements étant par trop considérables, l'indication d'amputer se présente. L'intervention s'appuiera sur un diagnostic sérieux, l'examen des parties voisines et sur l'état général.

Pour prévenir ces terminaisons fâcheuses, il faut surveiller attentivement les épanchements en voie de formation, faire des injections détersives. Il devient souvent utile de passer un drain qui sort par deux ouvertures, l'une faite à la peau de la main, l'autre à l'avant-bras.

La suppuration une fois tarie, se présente l'indication du traitement consécutif. Déjà, pendant la suppuration elle-même, il faut prévoir les difficultés dernières du traitement et sinon préparer le redressement, du moins par des pansements prudents empêcher la flexion par trop prononcée des doigts. L'inflammation est-elle terminée, il faut intervenir sans retard, mais il ne faut pas trop intervenir de trop bonne heure ; trop tôt l'inflammation se ranime, trop tard les adhérences sont indélébiles. Et ce fait s'adresse tant aux synovites suppurées qu'aux synovites résolutives.

Il faut donc tâcher de conserver la mobilité normale des tendons. Dans ce but il faut étendre la main sur une planchette matelassée et augmenter petit à petit le redressement progressif. Voilà pour les adhérences peu prononcées ou prises à leur début. Si les adhérences sont plus complètes, il faut chercher à les rompre progressivement par des tractions et des mouvements énergiques et mesurés sur le degré de sensibilité du malade. Il faut engager le malade lui-même à recourir spontanément aux frictions, au massage, à des exercices manuels répétés ayant pour but de ramener la mobilité.

A ces moyens il convient d'ajouter les bains locaux prolongés, les bains de sang, les douches sulfureuses, etc., qui ramollissent préalablement les tissus, mais quelle que soit l'efficacité de ces différents moyens, il est rare qu'elle soit même à peu près absolue, et si la suppuration a fait son apparition, le malade conservera au moins de la roideur et de la gêne dans les mouvements des doigts.

Obs. I (personnelle). — Synovite généralisée de la paume de la main. — Suppuration de la main et de l'avant-bras. — Gangrène partielle. Guérison avec adhérence des tendons.

La nommée J. Ph..., âgée de 37 ans, est entrée à l'Hôtel-Dieu le 21 juin 1875, dans le service de M. le professeur Richet.

Elle vient à l'hôpital atteinte de graves accidents inflammatoires de la main, survenus il y a une quinzaine de jours. La blessure qui a été le point de départ de ces accidents est située à la base de la phalangette du pouce droit. Elle a été produite par un fragment d'os de poulet pendant le repas.

La douleur éprouvée au moment de l'accident quoique assez vive tout d'abord se calma bientôt et le lendemain la gêne ne fut pas assez forte pour détourner la malade de ses occupations habituelles. Elle négligea donc sa plaie et passa une partie de la journée au lavoir les mains plongées, tantôt dans l'eau simple, tantôt dans l'eau mélangée de savon.

Le surlendemain, l'inflammation de la gaîne survint subitement et violemment; la rougeur s'étendait à toute la partie circonscrite par la gaîne, y compris le pouce et la partie inférieure de l'avant-bras. Flexion énergique des doigts; la pression ne réveille pas de douleur dans les trois doigts du milieu, mais des élancements spontanés douloureux s'étendent dans ces extrémités.

La fièvre est survenue d'emblée sans frisson; inappétence, nausées, céphalalgie.

Le médecin pratique une incision à la base du pouce et ordonne des bains locaux.

Même traitement antiphlogistique local les jours suivants sans obtenir grande amélioration; les mêmes accidents se continuent; la malade n'obtient qu'un peu de sommeil à l'aide de l'opium administré d'une manière suivie.

Huit jours après l'accident, M. Richet, appelé par suite de l'aggravation de la maladie, fait une incision à la partie antérieure du poignet et donne issue à du pus abondant, phlegmoneux, bien lié.

Le lendemain 20 juin, ouverture de deux collections purulentes à la face dorsale de la main; du côté du petit doigt, il y a tendance au sphacèle.

Le 21. L'entrée de la malade à l'Hôtel-Dieu est décidée. Les phénomènes inflammatoires s'étendent jusqu'à la partie moyenne de l'avant-bras. Le gonflement, la douleur, la rougeur occupent spécialement le pouce et le petit doigt. Les doigts intermédiaires sont tous très-fortement fléchis et œdématiés.

Le petit doigt est en voie de mortification; couleur noirâtre, odeur fétide.

Ecoulement abondant de pus phlegmoneux par les incisions précédentes qui ont amené une détente sensible.

Aucune trace de lymphangite ni d'adénite.

Traitement : nouvelle incision au milieu de l'avant-bras. Continuation des bains; cataplasmes; huile de ricin, 30 gr. P. 108. T. A. 38°.

Le 22. L'odeur du petit doigt est de plus en plus caractéristique; cessation des cataplasmes; bains locaux; pansement cératé. P. 108. T. A. 38°.

Le 23. Un tube à drainage est placé dans la plaie du poignet, car le pus a tendance à stagner et il serait à craindre qu'il fuse dans les gaînes profondes de l'avant-bras. Au-dessous de la plaie du poignet installation d'un tampon de charpie sur lequel on exerce la compression avec une bande pour faciliter l'écoulement du pus. P. 100. T. A. 38°.

Le 24. Ablation du petit doigt en entier qui se sépare très-facilement par simple traction; peu ou pas d'écoulement de sang. P. 100. T. A. 38,2.

Le 25. Le pus a toujours de la tendance à stagner; douleur de gorge, en examinant on trouve le fond de la gorge couvert de muguet. P. 100. T. A. 38°.

Traitement : insufflation d'alun; eau de Vichy artificielle.

Le 26. Angine toujours intense. P. 104. T. A. 38.

Même traitement. Potion calmante pour combattre l'insomnie.

Le 27. L'appétit est extrêmement faible; le muguet s'est étendu à la face interne des joues. P. 100. T. A. 38,2. On remplace l'eau de Vichy par l'eau de Capvern, un verre pendant le repas du matin, un verre à prendre pendant le repas du soir.

Le 28. Même état du côté de la gorge; les forces s'affaissent progressivement; un régime plus fortifiant est formellement indiqué; on conseille à la malade de prendre une nourriture plus abondante et de s'administrer une plus grande quantité de vin. Pouls 100, Temp. 37,8.

Le 29. Amélioration du côté de l'état de la gorge; les dépôts blancs s'éclaircissent; néanmoins on continue le même traitement local. P. 100. T. A. 37,8.

Le 30. Les fausses membranes se détachent, laissant à découvert les téguments internes qui sont d'une couleur violacée. P. 104. T. A. 37,9.

1er juillet. La gorge et la bouche sont complétement dépouillées de leurs fausses membranes; toutes ces parties sont très-sensibles. P. 90. T. A. 37,8.

Le 2. La sensibilité de la gorge est toujours exquise. P. 90. T. A. 37,6.

Le 4. La gorge est complétement guérie. P. 75. T. A. 37,5.

Le 5. La fièvre est tombée; la suppuration se tarit de tous côtés. Traitement : pansement à la glycérine en remplacement du cérat qui a l'inconvénient de se concréter sous formes de lames épaisses; application d'un tampon de charpie dans le creux de la main pour redresser les doigts. Bains d'eau de noyer.

Le 6. Plus de fièvre.

Les jours suivants on augmente progressivement le redressement des doigts.

Le 12. La main étalée sur une palette garnie de ouate est maintenue en cette position par une bande.

A partir de cette époque l'amélioration est de plus en plus sensible.

Le 22. Depuis plusieurs jours la malade se lève, elle a recouvré l'appétit; les fonctions s'accomplissent bien, mais l'état général laisse à désirer. En vue d'obtenir une guérison plus parfaite, elle sort de l'hôpital.

A son départ, la cicatrisation des plaies est parfaite et les doigts étendus presque complétement.

Le gonflement qui persiste est insignifiant, mais les mouvements des doigts sont très-bornés.

Réflexion. — Chez cette malade, la marche de l'inflammation a été très-rapide et très-aiguë; marche qui se trouve jusqu'à un certain point expliquée par la nature particulière de la plaie et les irritations dont elle a été le siége, ainsi que par l'absence de toute espèce de soins primitifs ; l'inflammation a rapidement dépassé les limites synoviales et est devenue diffuse ; le petit doigt a été frappé de gangrène, bien que la plaie et le début de l'inflammation aient eu lieu au pouce ; mais du côté du pouce on a fait un débridement très-rapide qui a pu s'opposer à l'étranglement. Le traitement suivi avant l'entrée à l'hôpital, c'est-à-dire les bains locaux et l'incision prématurée, ont été impuissants pour enrayer la marche de la maladie.

Obs. II (personnelle). — Synovite généralisée de la paume de la main. — Suppuration partielle. — Terminaison par l'état fongueux.

Hôpital Beaujon, salle Saint-Vincent, n° 35, service de M. le professeur Le Fort.

Le nommé S. V..., âgé de 50 ans, blanchisseur, est entré le samedi 24 février 1877.

Antécédents : plusieurs fièvres éruptives dans l'enfance, pas de traces de lésions diathésiques tuberculeuses, scrofuleuses, syphilitiques ou rhumatismales.

A l'âge de 20 ans (1848), fièvre typhoïde à forme cérébrale.

En 1850, fluxion de poitrine; pas d'accidents depuis cette époque.

Mercredi dernier 21 février, blessure par un petit fragment effilé de bois qui a pénétré profondément dans le pli cutané situé entre la première phalange du petit doigt et la partie inférieure de la paume de la main.

Cette écharde détermina tout d'abord une réelle douleur, mais qui se dissipa vite et le malade n'y pensa plus.

Le lendemain, dans le courant de la journée, rougeur, tension, douleur étendue à toute la main; flexion de tous les doigts, y compris le pouce; les accidents généraux ont fait défaut.

Etat à l'entrée (à l'hôpital : à l'endroit précité, plaie irrégulière dont on peut difficilement mesurer la profondeur à simple inspection. La douleur, la rougeur existent surtout à la paume de la main tout entière avec diffusion à la face dorsale de l'avant-bras. La rougeur est spécialement prononcée au-dessus du talon de la main; à la face postérieure du poignet, la coloration n'a pas une intensité comparable à celle de la face antérieure. C'est presque la coloration normale.

Flexion des doigts; la pulpe est presque au contact de la paume de la main; redressement impossible; les tentatives sont très-douloureuses.

Etat général insignifiant. P. 70. T. A. 38°.

Pansement : compressses d'eau alcoolisée.

25 février. P. 76. T. A. 38,4.

Le 26. P. 70. T. A. 38°.

Le soir, élancements douloureux dans toute l'étendue de la main, spécialement à la paume.

Le 27. P. 90. T. 38°.

1er mars. P. 88. T. 38°.

Le 2. Pouls 80. T. 38°.

Le 3. P. 84. T. 38,1.

Le 4. P. 86. T. 37,1.

Le 5. P. 85. T. 37,8.

Développement au niveau de l'articulation métacarpo-phalangienne du petit doigt d'une petite tache opaline. Depuis l'entrée à l'hôpital, l'état local n'a pas beaucoup varié, seulement du côté du petit doigt et de l'éminence hypothénar le gonflement a paru prendre des proportions considérables.

Le 6. P. 90. T. A. 39°. La tache opaline s'élargit et prend une teinte nettement blanchâtre.

Le 7. P. 89. T. A. 39°. La tache précédemment signalée est décidément une accumulation de pus située immédiatement sous la peau; elle est recouverte seulement par une lamelle épidermique. L'ablation après incision de cette lamelle épidermique donne jour à un écoulement de pus franchement phlegmoneux; après l'écoulement d'une certaine quantité de pus, on voit un orifice fistuleux par lequel le stylet introduit pénètre profondément; la pression de la paume de la main, surtout au niveau du tendon fléchisseur du petit doigt, renouvelle l'écoulement de pus. Conclusion : la gaîne du tendon fléchisseur est le siége de l'écoulement purulent.

8 mars. P. 89. T. A. 38°. L'introduction de la sonde cannelée par la plaie permet de pénétrer du côté de la paume de la main dans la direction du tendon fléchisseur du petit doigt. On débride dans ce sens et le tendon dénudé apparaît au fond de la plaie.

Le 9. P. 90. T. A. 38,4.

Le 10. P. 80. T. A. 38,2.

Le 11. P. 84. T. A. 39°.

Le 12. P. 100. T. A. 39,2.

La collection purulente augmente ; l'incision est prolongée dans la direction primitive. Une nouvelle évacuation de pus est obtenue par une incision sur le trajet du tendon de l'annulaire.

Le 13. P. 76. T. A. 38,1.

Le 14. P. 38. T. 38°.

L'écoulement du pus continue. Même pansement.

Le 15. P. 70. T. A. 38°. Le pouce est bien gonflé, mais la suppuration n'y est pas nette.

Le 16. P. 75. T. A. 38°.

Le 17. P. 75. T. A. 38,5.

Le 18. P. 88. T. A. 38,2.

Le 19. P. 80. T. A. 38°.

Le 20. P. 84. T. A. 38°.

Le 21. P. 80. T. A. 38°.

Le malade se lève et reprend ses habitudes.

3 avril. Sort de l'hôpital ; la suppuration est tarie, les plaies sont fermées, mais le gonflement et la flexion des doigts persistent au même degré ; la rougeur produite par la desquamation de la peau est disparue ; les tentatives d'extension forcée des doigts déterminent des craquements ; il y a partout une mollesse et une sensation de fluctuation très-prononcées, surtout au niveau du pouce.

Réflexion. — La plaie s'est probablement compliquée de la présence d'un corps étranger ; l'inflammation s'est étendue à toute la synoviale, mais la suppuration ne s'est collectée qu'en deux endroits; le pus s'est formé très-lentement, d'où l'absence ou le peu d'intensité des phénomènes généraux. La chute de la fièvre a coïncidé avec l'ouverture de ces foyers. Le gonflement persistant est dû à l'état fongueux de la synoviale.

Obs. III (personnelle). — Synovite généralisée aiguë terminée par résolution. — Guérison avec roideur des mouvements.

Le nommé E. F...(1), cuisinier, âgé de 31 ans, est entré au n° 3, salle des hommes, hôpital des Cliniques, service de M. le professeur Richet, le 8 mars 1870. Il est tombé sur l'extrémité irrégulièrement pointue d'une plaque de cuivre; après la douleur du premier moment, il put reprendre ses occupations sans s'occuper autrement de sa blessure.

8 mars. Douleur vive dans toute la face palmaire, flexion forcée; impossibilité de redresser les doigts.

A son entrée à l'hôpital, on constate à la base du pouce droit, du côté de la face palmaire, une petite plaie obturée par une croûte jaunâtre; en l'enlevant et pressant d'arrière en avant, on voit s'écouler un liquide sirupeux jaune-rouge. Rougeur peu prononcée au niveau de la face palmaire, plus accentuée au poignet où elle remonte à environ 3 centimètres au-dessus du talon de la main. Gonflement peu prononcé à la paume de la main, plus accentué au poignet où l'empâtement est plus superficiel et se perçoit mieux par la pression des doigts.

Aucun symptôme d'angioleucite ou d'adénite.

Le 9. Accidents généraux graves précédés par un frisson violent. Nausées, céphalalgie, anorexie, soif vive. Le pouls est à 120.

Traitement : Application de vingt sangsues, tant à la main qu'à l'avant-bras. Bains locaux.

Le 10. Même état.

(1) Ce malade a été l'objet d'une très-intéressante leçon de clinique faite dans le courant de mars 1870, par M. Richet, à l'hôpital des Cliniques.

Traitement : Frictions mercurielles étendues à la main et à l'avant-bras.

Les jours suivants on continue les frictions mercurielles, les accidents se calment et huit jours après son entrée, le malade sort en pleine voie de guérison ; il n'y a pas eu de suppuration; néanmoins, il reste une grande difficuité de redresser les doigts bien que l'exercice et les efforts réitérés aient déjà produit une amélioration notable.

Réflexion. —Cette observation présente un exemple de synovite très-nette et dégagée de toute complication ; la rougeur et le gonflement sont exactement superposés sur la synoviale. La violence des symptômes généraux indiquent bien ici une inflammation phlegmoneuse; le bénéfice de la résolution est bien évidemment dû au traitement énergique employé.

Obs. IV (personnelle). — Synovite généralisée. — Suppuration partielle. — Guérison avec roideur des mouvements.

Un de mes amis, M. F... étudiant en médecine, d'origine grecque, vient au mois de mars 1870 consulter M. le professeur Richet à l'hôpital des Cliniques pour une piqûre anatomique qu'il s'est faite il y a deux jours à la base du pouce gauche. Depuis la veille, gonflement douloureux de la paume de la main; flexion très-prononcée des doigts. Les téguments quoique augmentés de volume sont très-peu colorés et dans certains endroits il y a plutôt de la pâleur ; si l'on ne tenait compte que de la coloration on pourrait croire qu'il s'agi d'un œdème non inflammatoire.

L'examen attentif n'a permis de constater aucun des symptômes de l'angioleucite de la phlébite qu'on aurait pu supposer en pareille occurence.

Traitement : Bains locaux. Frictions avec l'onguent napolitain.

Les jours suivants les accidents généraux s'accentuent et huit jours après l'époque de la piqûre une incision, pratiquée au niveau du tendon fléchisseur de l'index et dans la région de la paume de la main, donne issue à une collection de pus limitée.

A partir de cette époque la fièvre tombe et il ne se forme plus de collection purulente.

Trois ans plus tard, malgré l'ouverture de l'abcès faite dans de très-bonnes conditions, il reste depuis une flexion très-peu prononcée des doigts il est vrai, mais les mouvements sont toujours gênés et s'accomplissent très-imparfaitement. Il n'y a cependant aucun gonflement annonçant la production de fongosités.

Réflexion. — Cette piqûre anatomique qui a été le point de départ paraît avoir produit le même effet qu'une piqûre ordinaire ; il n'y a pas eu de phénomènes d'intoxication. Quant à l'inflammation elle a eu lieu dans la gaîne puisque toute la partie de la paume de la main correspondant à la gaîne a été prise et que le mouvement est resté très-imparfait au niveau du point en suppuration. Il est remarquable que le pus ne s'est pas formé dans le voisinage de la blessure.

Obs. V (personnelle). — Section et arrachement du pouce. — Synovite partielle de la gaîne du pouce. — Guérison sans complication.

Hôpital Beaujon, salle Saint-Vincent de Paul, n° 29, service temporaire de M. Gillette.

Le nommé B. (Hyppolite), âgé de 58 ans, chaudronnier, entré le 4 août 1877.

Il raconte que le tranchant d'un gros et pesant couteau destiné à couper des lames de fer battu s'est abattu sur sa main droite.

Le pouce est complétement séparé. On aperçoit dans la plaie, qui présente plutôt les caractères de l'arrachement, les tendons fléchisseurs et extenseurs coupés apparaissant et disparaissant successivement dans leur gaîne, dans les mouvements que le malade leur imprime. On tente la suture pour conserver au malade son doigt.

8 août. La suture n'a pas réussi, le pouce est en voie de décomposition, la surface de la plaie suppure. Dans la partie de la gaîne du fléchisseur qui correspond à la plaie, il s'est déjà formé des adhérences entre les parois de la gaîne et le tendon fléchisseur. La douleur sur le trajet de la gaîne n'est appréciable que dans l'étendue de 3 ou 4 centimètres. Rien au niveau du poignet, de la main ni de l'avant-bras.

Toute l'éminence thénar est du reste un peu gonflée. Pansement au chloral.

Le 13. Les signes inflammatoires restent localisés, la plaie bourgeonne. Pansement par occlusion.

Réflexion. — La plaie n'a pas été suivie d'accidents malgré les tentatives infructueuses de recollement qui auraient pu déterminer une suppuration diffuse. Ne faut-il pas admettre en ce cas l'influence de la plaie par arrachement?

Obs. VI (personnelle). — Plaie du pouce. — Synovite de la gaîne du fléchisseur propre. — Nécrose de la phalangette.

Hôpital Beaujon, service temporaire de M. Gillette, n° 50, deuxième pavillon.

31 juillet. Jean-Henri D..., employé, âgé de 62 ans, entré pour une inflammation du pouce gauche.

Le 23. Il s'est enfoncé à la base de la phalangette du pouce gauche un fil de fer pointu qui a pénétré profondément; il négligea sa plaie et continua de travailler comme d'habitude.

Le troisième jour inflammation vive dans toute l'étendue du pouce; gonflement limité à cette région sans beaucoup de coloration de la peau.

Traitement : Bains locaux.

29 juillet. Le médecin fait une incision à la base du pouce; issue d'une très-petite quantité de pus. Le gonflement s'étend au dessus du talon de la main, dans la région antérieure du poignet en suivant le tendon fléchisseur du pouce.

Le 30. Nouvelle incision dans toute l'étendue de la face palmaire du pouce et dans l'éminence thénar sur le trajet du tendon fléchisseur propre.

Le 31. Le malade entre à l'hôpital sur les conseils de M. le professeur Le Fort.

1er août. La pression détermine l'issue d'une grande quantité de pus ; les tissus malades sont indurés, violacés, adhérents à l'os; le point le plus malade est à la base de la phalangette.

Il y a là de petites eschares qui se détachent.

Le 14. Il y a encore des détritus non détachés à la base de la phalangette. L'articulation phalango-phalanginienne est attaquée, car on sent des craquements manifestes en faisant mouvoir la phalangette. L'os est dénudé sous les eschares ; l'angle et le dos de la phalangette sont restés indemnes. Le reste du doigt est en voie d'amélioration.

Il n'y a plus rien à l'éminence thénar ni au poignet.

Réflexion. — La synovite s'est limitée à la gaîne du pouce, ce qui n'a rien d'étonnant, si l'on considère qu'il s'agit du côté gauche; enfin la maladie ne s'est pas bornée aux parties molles. Il n'y a pas eu de troubles généraux, ce qui est en rapport avec le peu d'étendue de la phlegmasie. L'étiologie est celle que l'on peut remarquer dans les autres observations.

Obs. VII. — Observation donnée comme cas de synovite consécutive à la plaie de l'index droit. (Thèse de A. Thomas. Paris, 1855, p. 21, obs. III.)

Augustin L..., âgé de 17 ans, entre à l'Hôtel-Dieu le 28 mars 1854, salle Saint-Jean, n° 6.

S'est enfoncé, il y a trois jours, un morceau de verre dans l'indicateur droit, au niveau de l'articulation des deux dernières phalanges, à la face palmaire. Le fragment séjourna douze ou quinze heures. Le malade avait continué son travail avant l'extraction;

il le continua également après; mais il survint bientôt une douleur vive avec gonflement dans le doigt, puis la douleur et le gonflement s'étendirent à la main et à la moitié inférieure de l'avant-bras; une légère douleur avec un peu de chaleur régnait sur les parties malades; la rougeur était plus vive à la face antérieure de l'avant-bras.

Quand il entra à l'hôpital, il y avait de la réaction; douleur très-vive à la paume de la main, augmentée par la pression; gonflement peu marqué à la paume de la main; les mouvements de flexion des doigts sont difficiles et douloureux. — Cataplasmes, huile de ricin.

Les 22 et 27. Mêmes phénomènes. A la face palmaire de l'avant-bras, fluctuation profonde; gonflement jusqu'au coude, réaction légère, constipation. — Deux portions.

Du 27 au 30, les choses restent stationnaires.

Le 31. Fluctuation au bord cubital de l'avant-bras et aussi au niveau des muscles fléchisseurs au-dessus du poignet.

La paume de la main est à peine gonflée; la douleur spontanée est diminuée, mais toujours très-vive à la pression.

Réaction marquée, chaleur à la peau, fréquence du pouls, langue sale, blanche; pas d'appétit, constipation.

1er avril. Incision sur le bord radial de l'avant-bras, au-dessous du poignet; il sort du pus abondant venant de la paume de la main; les doigts sont fortement fléchis; l'extension forcée cause de vives douleurs.

Le 11. Les doigts commencent à remuer.

Le 18. Les mouvements deviennent très-étendus.

Réflexion. — Cette observation est donnée comme cas de synovite consécutive à une inflammation de l'index, mais le fait ne ressort nullement des symptômes énumérés par l'auteur et la conclusion tirée n'est point justifiée.

Obs. VIII. — Synovite généralisée par plaie contuse et négligée du petit doigt. (Thèse de Th. Avice, Paris, 1856, Du Phlegmon de la main, page 26, obs. I.)

R..., infirmier, lit 9, salle 28, est âgé de 25 ans, d'une bonne constitution et n'a jamais eu de maladies vénériennes ou autres. Il s'est fait, le 22 février 1856, une plaie profonde au petit doigt, dans la ramure de séparation des deux dernières phalanges avec l'angle brisé d'un vase de métal destiné au transport de l'eau dans les salles. Sur le moment de la blessure, écoulement sanguin abondant qui a fini par s'arrêter spontanément, souffrances assez vives dans l'endroit lésé. (Cataplasme, repos.) Le lendemain, le malade quitte le cataplasme et reprend son service. Au bout de deux jours, le 24, enflure du petit doigt suivie presque immédiatement de la tuméfaction du côté interne de la main et de l'avant-bras, et, douze heures après, de celle du pouce et du côté externe de l'avant-bras. Douleurs violentes et signes de l'inflammation de toutes ces parties ; insomnie, agitation, fièvre.

Le 25, il entre à l'hôpital avec tous ces symptômes en voie d'augmentation. (Application de vingt sangsues sur l'avant-bras, bains de bras, cataplasmes, bouillons.) Dix jours après son entrée, l'inflammation est limitée à la main et à la partie inférieure de l'avant-bras. Tuméfaction très-considérable de la main à ses deux faces; étranglement circulaire très-marqué au poignet ; c'est à cet endroit et à la paume de la main que le malade rapporte ses plus grandes souffrances.

Le 6 mars et jours suivants, incisions successives aux points fluctuants : 1° au bord externe et inférieur de l'avant-bras ; 2° à la face dorsale du métacarpe, près du bord cubital ; 3° à la base du pouce ; 4° enfin à l'avant-bras près de la première. De légères frictions dirigées sur la face supérieure de l'avant-bras, du coude vers la main, font sortir du pus par les ouvertures de l'avant-bras. Dégorgement des parties, diminution de la douleur, de la fièvre, de l'insomnie.

Le 25. L'amélioration continue ; localisation de l'affection.

Remarque.—Cette observation est très-nette comme exemple de synovite, il y manque comme complément utile, sinon indispensable, l'état consécutif des mouvements des doigts.

OBS. IX. — Morsure du petit doigt. Synovite suppurée par lésion de la gaîne. (Thèse de Th. Avice, Paris, 1876, Sur le Phlegmon de la main, p. 33, obs. IV.)

B..., âgé de 27 ans, maçon, fut mordu au petit doigt de la main gauche : écoulement de sang abondant, douleur vive et qui persiste. Le lendemain, tuméfaction qui s'étend bientôt à la main, puis à l'avant-bras. Dix jours après, entrée à l'hôpital. Le bras gauche est d'un volume plus que double de son état naturel; peau chaude fortement tendue, douloureuse. Le petit doigt offrait à sa face antérieure une petite plaie transversale qui intéressait la peau, le tissu cellulaire, la gaîne tendineuse et de laquelle s'échappait une petite quantité de pus blanchâtre. Fluctuation obscure dans la paume de la main. On pratique une incision longitudinale qui donne issue à une grande quantité de pus. La fièvre est forte, la respiration précipitée; peau chaude couverte de sueur, face animée, yeux larmoyants.—Large saignée, cataplasme sur le ventre, demi-flexion, boissons adoucissantes, diète.

Le douzième jour de l'accident, deuxième de l'entrée, il y a du mieux; les symptômes généraux et locaux sont calmés en partie. Il s'est fait pendant la nuit une large ouverture sur le bord cubital de la main, mais la partie supérieure de l'avant-bras étant toujours tendue et douloureuse, on y applique trente sangsues. — Bains locaux, cataplasmes.

Le quinzième jour, cinquième de l'entrée, fluctuation très-marquée vers la tête du radius. On pratique une large incision dans laquelle on place une mèche après la sortie du pus. Plus de fièvre.

Le dix-septième jour, coliques, dévoiement. Lavement laudanisé, tisane d'eau de riz, gomme. Au bout de trois jours, les symptômes d'irritation gastro-intestinale ont disparu, mais l'inflammation progressait, et le vingt-neuvième jour à la partie moyenne et interne du bras. Guérison seulement au bout de trois mois.

Réflexion.—Cette observation donne lieu aux mêmes remarques que la précédente.

Obs. X. — Morsure du petit doigt. Synovite suppurée généralisée. (Thèse de P. Rathouis, Paris, 1859, Sur les Abcès de la paume de la main, obs. VII, p. 24.)

Un jeune homme d'une bonne constitution est entré le 14 janvier 1859 à la Clinique pour une morsure à la main droite. La phalange unguéale de l'index a été littéralement mâchée; la deuxième phalange du petit doigt présente deux ou trois trous profonds produits par les dents canines et incisives. L'accident a eu lieu le soir; il est entré le lendemain matin. La plaie de l'index n'a rien présenté de remarquable. Celles du petit doigt, quoique moins graves en apparence, ont déterminé bientôt une douleur vive avec gonflement se propageant de l'éminence hypothénar au talon et au creux de la main, au bord cubital de l'avant-bras et à sa face antérieure. Rougeur médiocre, tension assez considérable, rétraction douloureuse des doigts en crochets; symptômes généraux : anorexie, fièvre. Dès le deuxième ou le troisième jour, l'éminence hypothénar était tendue, douloureuse, le pouce rétracté. En portant la main dans la flexion, on sentait sous le ligament annulaire un gonflement anormal; bientôt on put percevoir une fluctuation obscure dans la main et au-dessus du ligament carpien. Une incision fut pratiquée avec tout le soin possible dans ce dernier endroit en suivant le bord cubital du fléchisseur profond, etc., et donna issue à beaucoup de pus. Des cataplasmes et des bains locaux furent ordonnés. L'étranglement cessa, mais la suppuration continua encore assez longtemps. M. Nélaton fut obligé de pratiquer plusieurs contre-ouvertures tant à l'avant-bras qu'à la main. Enfin, au bout d'une quinzaine de jours, l'inflammation ayant beaucoup diminué, on put installer une main de bois matelassée de charpie. Un mois ou cinq semaines après l'accident, le chirurgien faisait faire au membre quelques mouvements de flexion et d'extension. Les mouvements, à la fin, restent très-limités et très-difficiles.

Réflexion. — Nous citons les trois observations précédentes pour démontrer l'influence des plaies irrégulières et des soins primitifs. Il en existe beaucoup d'autres exemples que nous ne pouvons tous rapporter.

Quant aux observations concernant les inflammations profondes des trois doigts du milieu, les exemples en sont nombreux, mais on ne constate jamais que la synoviale palmaire ait été atteinte par l'extension de l'inflammation. Nous en empruntons quelques exemples au *Traité de Drainage et de la suppuration de Chassaignac*, Paris 1859.

Voir : 1° Obs. 663. — Dactylite phlegmoneuse disséquante, puis tendineuse de l'indicateur gauche, incision, guérison.

2° Obs. 668. — Dactylite tendineuse de l'indicateur droit, envahissement dorsal de la main, incisions limitantes, guérison.

3° Obs. 669. — Dactylite tendineuse de l'indicateur gauche, guérison.

4° Obs. 672, p. 619. — Dactylite sous-périostique du doigt médius, incisions, guérison.

5° Obs. 675. — Dactylite sous-périostique de la phalange unguéale de l'index gauche ; envahissement de la gaîne du tendon ; le doigt reste immobile sans qu'il y ait envahissement de la grande gaîne.

CONCLUSIONS.

Des diverses observations et considérations cliniques que nous avons exposées, nous tirons les conclusions suivantes :

1° La gravité des conséquences dans les inflammations limitées aux parties molles de la paume de la main est ordinairement sous la dépendance des lésions soit primitives, soit consécutives, qui attoignent l'appareil synovial.

2° Les variétés inflammatoires aiguës, presque seules observées dans les synoviales de la paume de la main, sont parmi les cas subaigus : 1° la synovite plastique, 2° la synovite séreuse; parmi les cas aigus et suraigus : 3° la synovite phlegmoneuse ou purulente.

3° La localisation de l'inflammation et du pus tient non moins au processus inflammatoire qu'aux dispositions anatomiques, accidentelles ou normales (cloisonnements naturels, normaux, anormaux, cloisonnements accidentels, rétrécissements, etc.).

4° La synovite phlegmoneuse palmaire est le plus ordinairement due à une plaie du pouce ou du petit doigt; les autres modes étiologiques sont exceptionnels.

5° L'action des corps contondants, le contact de l'air, les corps étrangers, la malpropreté, la négligence, ou inversement les soins primitifs intelligents, les sections nettes régulières jouent un rôle important dans le développement de la forme localisée ou diffuse de la maladie et dans la direction favorable ou funeste suivie par la plaie de la main ou des doigts.

6° Le développement des symptômes locaux est en relation étroite avec les dispositions anatomiques des synoviales et respecte leurs limites, mais seulement au début.

7° L'inflammation localisée dépend plutôt, mais non exclusivement, de la synovite plastique ; l'inflammation généralisée est spécialement le fait de la synovite purulente. Dans ce dernier cas la résolution est possible, mais rare.

8° Les inflammations de voisinage qui se propagent engendrent plutôt des synovites localisées.

9° L'inflammation de la synoviale envahit facilement les tissus voisins, mais la réciproque n'est pas vraie.

10° Dans les plaies de l'appareil synovial lorsque les vaisseaux lymphatiques ne jouent aucun rôle, l'extension inflammatoire survenant simultanément à la paume de la main et à la partie inférienre de l'avant-bras est le fait de la synovite phlegmoneuse, c'est le cas le plus fréquent.

11° Les inflammations qui siégent dans les trois doigts du milieu peuvent envahir la paume de la main, mais elles n'ont aucune tendance à se porter vers les synoviales de cette région.

12° La gangrène est rare, elle est principalement due à des dispositions anatomiques normales.

13° L'ensemble symptomatique est très-net dans la

synovite aiguë spontanée primitive et traumatique d'emblée ; il est plus obscur dans la synovite compliquée et dans la synovite secondaire ou consécutive.

14° Dans aucun cas la synovite phlegmoneuse simple ne peut être confondue avec les inflammations voisines ni particulièrement avec celles qui se propagent suivant le trajet des vaisseaux.

15° La synovite franchement aiguë varie comme intensité, comme durée et comme terminaison, mais elle laisse toujours subsister une gêne plus ou moins grande des mouvements.

16° Le chirurgien peut exercer une influence active sur la direction suivie par les synovites primitives ainsi que sur leurs causes ; son action est plus limitée dans les synovites secondaires ou consécutives.

17° Le traitement antiphlogistique local, parfois énergique, toujours méthodique et bien réglé, ainsi que les onctions mercurielles, ont une heureuse influence sur la terminaison de la synovite franchement aiguë.

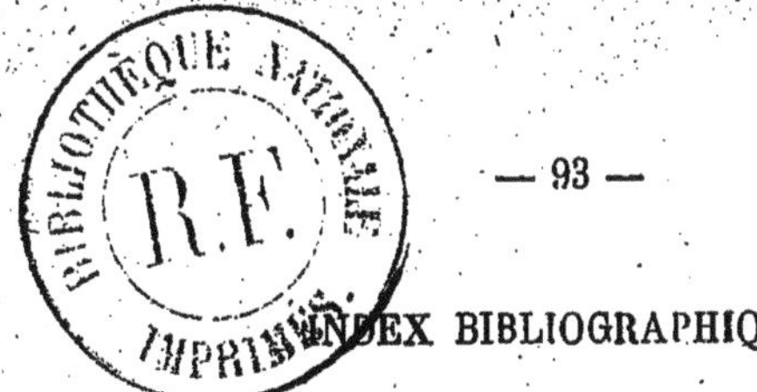

INDEX BIBLIOGRAPHIQUE.

DESAULT. — Œuvres chirurgicales, 1798.

BICHAT. — Traité d'anatomie générale, 1801.

LEGUEY. — Recherches sur les tendons fléchisseurs des doigts. Thèse de Paris, 1837.

MALHEURAT-LAGEMARD. — Gazette médicale, 1839.

MARCHAL DE CALVI. — Thèse d'agrégation, 1839.

VELPEAU. — Recherches anatomiques, physiologiques et patholog. sur les cavités closes. Paris, 1843.

GOSSELIN. — Recherches sur les kystes synoviaux de la main et du poignet. In mémoire de l'Académie de méd., 1851.

MICHON. — Thèse de concours de clinique chirurgicale. Paris, 1851.

FOUCHER. — Gazette hebdomadaire, 1851.

BAUCHET. — Du panaris et du phlegmon de la main. Paris, 1859.

CHASSAIGNAC. — Traité du drainage et de la suppuration. Paris, 1859.

A. THOMAS. — Thèse de Paris, 1855.

Th. AVICE. — Thèse de Paris, 1856.

P. RATHOUIS. — Thèse de Paris, 1859.

A. FOURNIER. — Notes sur les lésions des gaînes tendineuses dans la syphilis secondaire. Gazette hebdomadaire, 1868.

ROCH. — Hydropisie des gaînes tendineuses, dans la syphilis secondaire. Paris, 1872.

Philippi PILLENET. — Synovites tendineuses. Th. de Paris, 1873.

ELTCHANINOFF. — Des manifestations de la blennorrhagie sur les synoviales articulaires et tendineuses. Paris, 1873.

BOILLERAULT. — Essais sur le rhumat. non-blennorrhagique des synovites tendineuses. Paris, 1874.

CHONET. — De la syphilis dans les bourses séreuses, articulaires et tendineuses. Paris, 1874.

DOLBEAU. — Bulletin de thérapeutique, 29 février 1872.

CHEVALET. — Thèse de Paris, 1875.

GOSSELIN. — Clinique chirurg. de la Charité. Paris, 1876.

SCHWARTZ. — Recherches anatomiques et cliniques sur les gaînes synoviales de la paume de la main. Paris, 1878.

(Voir en outre les articles des Dictionnaires et les auteurs classiques.)

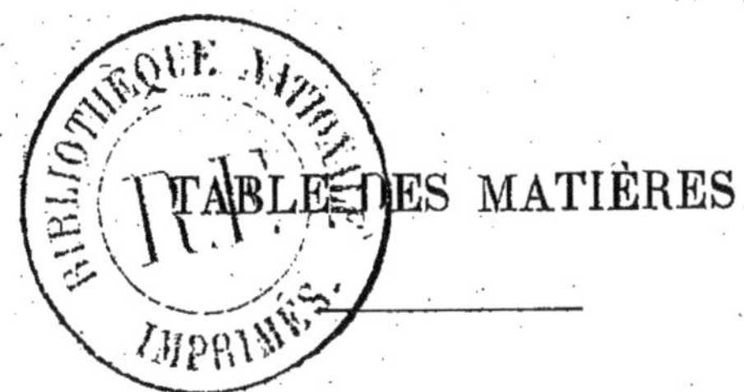

TABLE DES MATIÈRES

Paris. — A. Parent, imprimeur de la Faculté de Médecine, rue M.-le-Prince, 29-31.

www.ingramcontent.com/pod-product-compliance
Ingram Content Group UK Ltd.
Pitfield, Milton Keynes, MK11 3LW, UK
UKHW021110260726
13994UKWH00002B/833

9 782329 127668